Reinhard Hofer

Es gibt kein Unheilbar

Wie Menschen sich selbst heilen

UEBERREUTER

Rechtlicher Hinweis

Für die medizinischen und therapeutischen Maßnahmen, die in diesem Buch erwähnt werden, übernehmen weder der Autor noch der Verlag irgendeine Haftung. Die individuellen Heilungsberichte geben die persönlichen Ansichten und Aktivitäten der Betroffenen wieder und unterliegen der alleinigen Verantwortung des Einzelnen. Sie sind weder als Empfehlungen noch als Handlungsanleitungen gedacht und ersetzen in keiner Weise die korrekte Untersuchung und Diagnose bei einem Arzt.

Das säurefreie und alterungsbeständige Papier EOS liefert Salzer, St. Pölten
(hergestellt aus chlorfrei gebleichtem Zellstoff aus nachhaltiger Forstwirtschaft).

ISBN 978-3-8000-7529-4

Covergestaltung: Thomas Esterer, www.bueroesterer.com
Coverfoto: istockphoto.com / Patrick Laverdant, santosha

Druck: freiburger graphische betriebe, Freiburg
7 6 5 4 3 2 1

Ueberreuter im Internet: www.ueberreuter.at

INHALT

Es gibt auf der Welt nur einen einzigen Weg,
den niemand gehen kann außer dir.
Wohin er führt? Frag nicht, gehe ihn.

Friedrich Nietzsche

VORWORT

Es gibt kein Unheilbar.
Eine provokante Aussage? Mit Sicherheit. Seit Jahren beschäftige ich mich intensiv mit der Frage der möglichen Heilung von sogenannten unheilbaren Krankheiten. Was zu Beginn der Recherchen wie das Vorliegen unglaublicher, jedoch zufälliger Einzelberichte ausgesehen hat, ist mittlerweile einer Gewissheit gewichen: *Heilung ist immer möglich.*

Natürlich gibt es keine Garantien für Heilung. Aber es gibt auch keinen generellen Ausschluss von der Gesundung – selbst Krankheiten wie Krebs, Rheuma, Multiple Sklerose (MS), Parkinson, Diabetes, chronische Schmerzen etc. können rückgängig gemacht werden. Freilich gibt es weit und breit kein Patentrezept, wie diese oder jene Krankheit zu heilen ist. Jeder Mensch ist ein einzigartiges Wesen, ausgestattet mit Körper, Geist und Seele. Diese drei Ebenen sind untrennbar miteinander verwoben und wirken gleichermaßen auf die Gesundheit oder Erkrankung ein. Ein Medikament allein hat es bis jetzt noch nicht geschafft, diese Ebenen so zu beeinflussen, dass man plötzlich geheilt ist. Was ist es dann, das heilt?

Es zeigt sich immer wieder, dass der Mensch selbst der entscheidende Faktor ist, wenn er seine verlorene Gesundheit wiedererlangt. Die vielen Menschen, die ich in diesem Buch porträtiert habe, zeigen *ihren* Weg. Wer seine Gesundheit zu seinem »Projekt« macht, erhöht seine Chancen. Und: Man sollte nicht immer der erstbesten Stimme glauben, die sagt: »Das ist unheilbar.« Eine zweite oder dritte Stimme ist möglicherweise ganz anderer Meinung.

Einen selbstbestimmten Weg zu gehen, erfordert Mut. Was die Protagonistinnen und Protagonisten in diesem Buch mit dem Autor gemein haben, ist der ehrliche Wunsch, diesen Mut auch anderen Menschen zu vermitteln. Ein Mutmacher zu sein für austherapierte, als unheilbar abgestempelte oder von Schmerzen gepeinigte Menschen, zu denen sie selbst einst gehörten. Damit sie einen Weg aus ihrer Verzweiflung und Hoffnungslosigkeit finden, um vielleicht einmal ihre eigene »Heilungsgeschichte« zu schreiben, in der sie dann verkünden können:

»Es stimmt, es gibt wirklich KEIN UNHEILBAR!«

HEILUNG VON KREBS

Wer sich die Gesundheit erwerben will,
muss sich von der Menge der Menschen trennen.
Seneca

DIE KUNST DER ABLENKUNG

Das »Todesurteil« kam im Alter von 16 Jahren. Der *kindskopfgroße Tumor* in seinem Bauch war inoperabel, die Ärzte gaben ihm nur noch wenige Wochen zu leben.

Über 50 Jahre später sitzt ein gut gelaunter *Franz Traunmüller* beim Interview. Er ist auf dem Weg zu seinem nächsten Berglauf. Berglauf? Ja, denn Traunmüller ist fit wie die Turnschuhe, die er dabei trägt. Was ist geschehen? Und warum lebt er, entgegen jeder medizinischen »Vernunft«?

Am Ende

Er war ein sechzehnjähriger Lehrling in einer Textilfirma, als während der Arbeit urplötzlich ein »ungeheurer Riss« quer durch seinen Oberkörper ging. Nie gekannte Gefühle und Zustände übermannten ihn – Hitzewallungen, Schweißausbrüche. Bis zu diesem Zeitpunkt war er ein gesunder und lebensfroher junger Mann gewesen. »Aber ab da war alles anders.«

Sein Zustand verschlechterte sich rapide, trotzdem ließ er sich nichts anmerken und erschien am nächsten Tag wieder zur Arbeit. »In mir war es nur mehr heiß, ich wusste nicht, wie mir geschah«, erzählt er. Der Gang zum Arzt war unvermeidlich. Zuerst wurden eine Leberschwellung und eine Nierenbeckenentzündung diagnostiziert. Doch dann kamen die Ergebnisse des Blutbefundes. Die Werte waren »astronomisch«. »Nach diesen Werten zu urteilen war ich am Ende.«

Nun ging es erst richtig los. Eine Untersuchung folgte der nächsten – die Ärzte fanden nichts. Die Zeit drängte, denn der Patient verlor stündlich an Gewicht. Also musste der Körper des jungen Mannes geöffnet werden. Was man fand, war ein Schock für alle Beteiligten: einen kindskopfgroßen Tumor – ein *Sarkom*. Das war ein *seltener Krebs*, der vom Bindegewebe ausging. So groß und ungünstig gelegen, dass man ihn nicht entfernen konnte.

Überlebenszeit sechs Wochen

Die Ärzte setzten ihm eine Frist von sechs Wochen. »Dann könne man sich von mir endgültig verabschieden«, erzählt Traunmüller. Das Weihnachtsfest stand vor der Tür – sein letztes, darin war man sich einig.

Obwohl man den Tumor nicht herausnehmen konnte, nahm ihn die Operation sehr mit. Im Krankenhaus lag er im Sechsbettzimmer und bereitete sich auf die »anstrengendste Tour meines Lebens« vor. Vom Berglaufen war damals noch keine Rede, sein Weg führte ihn lediglich vom Bett zum Waschbecken. Denn eines stand fest: Ihm würde kein Fremder das Gesicht waschen. Zehn Minuten dauerte es, bis er die Füße am Boden hatte. Bis zum nächsten Bett vergingen wiederum fünf Minuten. Mit höllischen Schmerzen ging es von Bett zu Bett bis hin zum Waschbecken. Und dann wieder zurück. Jeden Tag wieder dieselbe Qual, aber Stückchen für Stückchen ging es besser. »Ein Berglauf von 1.800 Metern Höhenunterschied ist nichts dagegen«, sagt er heute.

Energie folgt der Aufmerksamkeit

Auf die Berge, da geht er nicht – da läuft er. Berglaufen, eine Leidenschaft, die er erst mit 40 Jahren entdeckte. Denn mit 16 lag er als Todgeweihter im Krankenhaus. »Ich habe sehr bald begonnen, Leute, die geweint haben, aus dem Zimmer zu werfen«, erzählt Traunmüller.

Mitleid konnte er jedenfalls keines gebrauchen. Es folgten zwar Behandlungen mit Röntgenstrahlen, doch nach sechs Wochen wurde er zum Sterben nach Hause entlassen. Er solle sich einfach ins Bett legen, so der Rat der Ärzte. Traunmüller hielt sich nicht an diesen »gut gemeinten« Rat. Sein erster Weg führte ihn in den Wald. Es war Winter und er lief durch den tiefen Schnee – schon wieder eine Tortur. »Wie ich das geschafft habe, weiß ich bis heute nicht.« Nach ewigen drei Stunden kehrte er zu seinen angsterfüllten Eltern zurück.

»Ich wollte nach dem Krankenhaus neue Eindrücke gewinnen«, so Traunmüller. So hatte er in der ersten Krankheitsphase im Spital das Schachspiel erlernt. Ununterbrochen spielte er Schach »mit guten Leuten« – von denen er etwas lernen konnte. Sechs bis sieben Stunden am Tag. Sein Schachspiel wurde besser und besser – und er war abgelenkt. Durch viele neue Eindrücke und Aufgaben holte er sich gedanklich von der Krankheit weg. Zur Ablenkung gehörten zu der Zeit auch regelmäßige Besuche im Tierpark, zu seinen damals besten Freunden: den Ratten. »Ablenkung ist die wirkungsvollste Medizin«, glaubt er. Weg von der Krankheit, ihr die Aufmerksamkeit entziehen, dann verliere sie an Kraft.

Selbsthilfe

Die Sechs-Wochen-Überlebensfrist war schon überschritten, als sich Traunmüller vier Tage und Nächte in ein katholisches Kloster zurückzog. Ein befreundeter Abt erteilte ihm die Erlaubnis, die riesige Bibliothek mit einem umfangreichen Angebot an medizinischer Literatur zu durchforsten. Traunmüller absolvierte ein »Medizinstudium« im Schnellverfahren. Im Speziellen interessierte ihn natürlich »sein Krebs«.

Das Studium blieb nicht ohne Folgen: »Ich will ab sofort nie mehr etwas von Krankheit hören und nie mehr einen Arzt sehen«, verkündete er im Spital. Er wollte die Sache jetzt selbst in die Hand nehmen. Also auch keine Kontrollen mehr, wie es die Ärzte vorgesehen hatten. Da sie wussten, dass sie es hier mit einem sehr bewussten und entschiedenen jungen Mann zu tun hatten, akzeptierten sie seinen Entschluss. Sie spürten, dass sie ihn sowieso nicht von seinem Vorhaben abbringen konnten. Auch sein Chirurg, mit dem er sich gut verstand, sah das ein. »Der war ein guter Arzt, denn er kannte die Kraft der Psyche.«

Keine Angst

Selbstmitleid war keine Option. Das sei etwas Ähnliches wie ein unbewusst geplanter Selbstmord. Die Frage »Warum gerade ich?« ist für ihn weder stellenswert noch zu beantworten. Das Wichtigste war der Sieg über die Angst. »Die Angst ist das Schädlichste überhaupt.« Nur in der Ruhe und Gelassenheit könne man zielführende Wege finden, eine schwere Krankheit zu überwinden. Diese Zusammenhänge waren ihm schon sehr früh bewusst. Schnell begab er sich auf die Suche nach Aufgaben, die schwierig genug waren, ihn vom Krebs wegzuholen.

Die Macht des Glaubens

Schon als junger Mann, gerade dem Totenbett entstiegen, erkannte er die Macht seiner Gedanken. Sie mussten allerdings durch einen kräftigen Willen in die richtige Richtung gelenkt werden. Dann würde über kurz oder lang auch der Körper mitziehen – in eine schönere und bessere Richtung. Ohne den unerschütterlichen Glauben an sich selbst sei sogar die beste medizinische Betreuung zum Scheitern verurteilt. Die Kraft des Körpers allein reiche nicht. Diese müsse von einem starken Geist – der »höchsten Instanz« – geführt werden.

Selbsthilfegruppen steht er ablehnend gegenüber, denn innerhalb solcher ginge es ja die ganze Zeit nur um die Krankheit. »Sie behindern den Prozess des Vergessens«, glaubt er.

Leben ohne Arzt

Das Sarkom wurde nie entfernt. Ob und was noch in seinem Körper ist, weiß niemand. Jedenfalls gab es keine Ärzte und keine Befunde mehr – über 30 Jahre lang. Er hielt sein Gelübde, bis zu dem Tag, als er bei einem Lauf von zwei riesigen Hunden angefallen wurde. Eine Tortur von sieben Minuten folgte, die Bisse verteilten sich auf den ganzen Körper. Hier kam ihm erneut seine »Härte« zugute. Mental hatte er jenen Vorfall bereits abgeschlossen, kurz nachdem die Hunde von ihm abgelassen hatten. Er überließ sich vertrauensvoll den Ärzten, die ihn wieder erfolgreich zusammenflickten.

Nun aber stand er vor einem für ihn ungewohnten Problem: Er musste sich krankmelden, wusste aber nicht, wen er da anrufen sollte. In 37 Jahren Arbeit an der Staatsoper brachte er es insgesamt auf lediglich drei Wochen Krankenstand, sagt er stolz. Die Hundeattacke erforderte eine Operation, dazu musste ein Blutbefund erstellt werden. Das widersprach seinem »Gelübde«, das er mit 18 Jahren abgelegt hatte. Auch hatte er ein bisschen Angst davor, doch schließlich willigte er ein.

»Das Ergebnis war eine Positivbombe«, lacht Traunmüller. Es lagen die Werte eines viel jüngeren und gesunden Mannes vor. Da wusste er: »Es ist alles perfekt gelaufen in meinem Leben.«

Extremsport

Mit 18 Jahren hatte Traunmüller die Gedanken an Ärzte und Krankheit bereits weit hinter sich gelassen. Selbstmitleid ließ er nie aufkommen, »damit fördert man ja den Krebs«. Jetzt wollte er Sportler werden. Aber nicht irgendwas, sondern eine »Österreichrundfahrt« mit dem Fahrrad sollte es sein. Ein erneuter Schock für die Eltern, die diesen »Wahnsinn« verhindern wollten – mit Erfolg. Die Radtour kam nicht zustande. Alle sagten ihm, dass er das nicht tun könne. »Da entwickelte ich einen Frust und eine große Abneigung gegenüber dem Sport.«

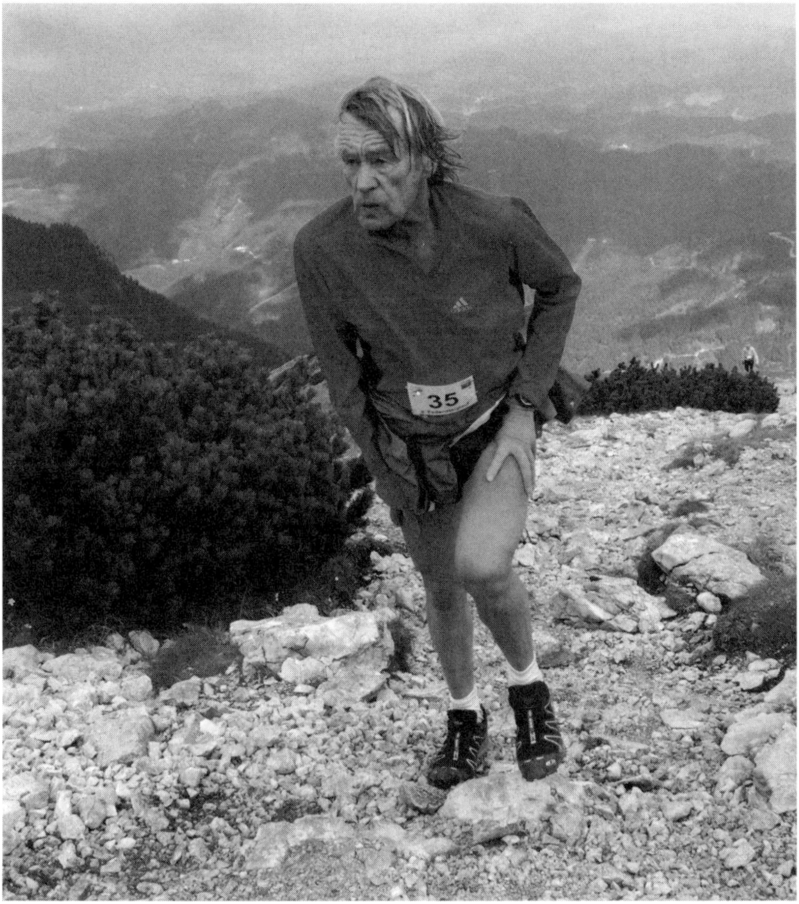

Franz Traunmüller

Erst mit 40 Jahren kehrte sich die Abneigung ins Gegenteil: Er entdeckte das »Berglaufen« – damals eine noch exotischere Sportart als heute. Keine Angelegenheit für die Massen, sondern eine individuelle Herausforderung. Der Berg als einziger Gegner. »2.350.000 Höhenmeter seit 1987« – hinauf und hinunter – sind es bis jetzt. Traunmüller weiß das genau. Und mit exakt 50 Jahren stieg er als Wettkämpfer in den Leistungssport ein. Zehn Jahre Trainings- und Vorbereitungszeit machten sich bezahlt, denn er war jetzt einer der Besten und gewann zahlreiche Wettkämpfe und Cups.

Hand in Hand

»Bei mir ging alles Hand in Hand in meinem Leben, es ist alles auf mich zugekommen, automatisch, als wäre es vorgegeben. Eigentlich musste ich gar nicht so viel dafür tun«, resümiert Traunmüller. Nachdem er, der Sohn, das Krankenhaus überstanden hatte, war es der Wunsch der Eltern, dass er Priester wird. Zu diesem Zeitpunkt hatte man jedoch bereits sein Gesangstalent entdeckt. Nach erfolgreichem Vorsingen am Musikkonservatorium begann er die Ausbildung zum Sänger. Das Konservatorium absolvierte er abends, nach seiner regulären Arbeit in einer Textilfirma. Sein Tag begann früh und endete spätnachts. Die Ärzte gaben ihm nach wie vor keine Überlebenschance. Nur hatte er nicht mehr die geringste Zeit, sich über Krankheit oder die Aussagen der Ärzte den Kopf zu zerbrechen.

Verantwortung

»Mein Weg war hart, aber heute würde ich keinesfalls mehr darauf verzichten wollen«, sagt er. Diese »Sache« in seiner Jugend sei die Basis für sein ganzes bisheriges Leben. Der Krebs war irgendwie stets präsent und führte eine »persönlichkeitsbildende Arbeit« an ihm durch. Seine Begegnung mit dem Tod, im Krankenhaus präsent wie nirgends sonst, prägte ihn, lenkte ihn sein ganzes Leben hin auf die »richtigen« Werte. Auch das Singen und der Extremsport – ohne die Krankheit wäre er wohl nie darauf gekommen. »Mein Leben ist heute farbenfroh und leuchtet in allen Facetten«, sagt er. Und abenteuerlich – vor allem im Sport. Seine neueste Leidenschaft ist das Schreiben. In seinem ersten, autobiografischen Buch verarbeitete er seine Krankheit.[1]

Die Geschehnisse in seinem Leben haben ihn jedenfalls geprägt. Mit Oberflächlichkeiten gibt er sich nicht ab, genauso wenig wie mit den »Auswüchsen des Zeitgeistes«. Nicht nur einmal hat er ein Gespräch einfach beendet, weil es für ihn nicht ergiebig war. Andererseits sei er sehr selbstbewusst und überlege immer alles ganz genau. Und er ist geprägt von Verantwortlichkeit – vor allem seiner Frau gegenüber. Schließlich hatte sie sich noch in jungen Jahren für ihn entschieden, obwohl sie seine Vorgeschichte kannte.

Gelübde gebrochen

Erst in den letzten Jahren reifte der Entschluss, seine Geschichte öffentlich zu machen, also seine »Gelübde« aufzuheben. Um jetzt darüber zu sprechen und zu schreiben, bedurfte es aber eines Auslösers. Es war auf einer Abendgesellschaft, als er auf einen potenziellen Selbstmörder traf. Dessen Entschluss, sich am nächsten Tag aus Liebeskummer das Leben zu nehmen, war gefasst.

Traunmüller erzählte ihm sein Leben, von seiner »tödlichen« Krankheit und wie dankbar er ist, noch zu leben. Worauf der Mann von seinem Vorhaben, seinem Leben ein Ende zu setzen, abging. Tränenüberströmt drückte er ihm seinen Dank aus. »Da wusste ich, dass ich mit meiner Geschichte anderen Mut geben kann.«

Keine Hausapotheke

»Wenn die Schulmedizin ihre Arbeit gemacht hat, muss man selber die Dinge in die Hand nehmen«, ist er überzeugt. Garantien gebe es sowieso nirgends. »Ich kenne viele Leute, die einen Haufen Medikamente schlucken, die sie nicht brauchen würden, wenn sie normal leben würden.« Hausapotheke gibt es keine im Hause Traunmüller. »Kopfweh haben wir nicht, weil wir viel Sport machen. Verkühlt sind wir selten, und wenn, dann vergeht es von selbst.« Körperliche Irritationen und Unpässlichkeiten werden mit Nichtbeachtung bestraft und damit im Keim erstickt. Im Leben des Franz Traunmüller ist eben kein Platz für Krankheit.

Jede Krankheit ist das Ergebnis gehemmten Seelenlebens;
das gilt für alle Formen in allen Reichen.
Die Kunst des Heilers besteht darin, die Seele freizumachen,
sodass ihr Leben durch die Organismen-Aggregate strömen kann,
aus denen jede Form besteht.
Alice A. Bailey

DIE REISE INS ICH

Der Primar brachte es auf den Punkt: »Wenn Sie diese Operation nicht machen, werden Sie qualvoll zugrunde gehen.«

Um es vorwegzunehmen: *Edeltraud Moispointner* ist nicht zugrunde gegangen. Fast wäre man versucht zu sagen: Ganz im Gegenteil. Der Dame geht es ausgezeichnet. Ihre 76 Lebensjahre sieht man ihr nicht an, man würde sie eher auf Anfang 60 schätzen.

Februar 2000: Der Frauenarzt entdeckte einen Polypen auf der Gebärmutter. Da war auch seit geraumer Zeit ein bisschen Blut im Stuhl. Ob es da einen Zusammenhang gab, sollte durch ein Röntgen und eine Darmspiegelung geklärt werden. Fünf Minuten nach der Darmuntersuchung erfuhr Frau Moispointner vom Primar, dass sie ein Karzinom habe. Also *Darmkrebs.*

Es müsse *sofort* operiert werden. Nach der Operation bekäme sie einen »Seitenausgang« (künstlicher Darmausgang). *Lebenslang.* Begründung: Der Tumor saß so tief, dass man diesen Seitenausgang auch nicht mehr, wie ansonsten üblich, zurückoperieren könne.

»Ganz sicher nicht mit mir«, erklärte Frau Moispointner. Das war aber nicht die einzige originelle Aussage, mit der die Ärzte konfrontiert wurden: »Da bete ich lieber Tag und Nacht, bevor ich das zulasse!« Ihre Replik sei aus dem Bauch heraus gekommen, denn in so einer Situation könne man ja gar keine rationalen Entscheidungen treffen. Der Primar wollte sich noch nicht geschlagen geben und versuchte, sie umzustimmen. Vergebens. Die nächste originelle Meldung kam aber von ihm: »Wenn Sie sich nicht operieren lassen, müssen Sie halt sterben.«

Frau Moispointner blieb unbeeindruckt. Respektlosigkeit nicht nur dem Primar, sondern auch dem Krebs gegenüber. »Wissen Sie, ich bin jetzt 65 Jahre alt und mit diesem Alter muss man nicht mehr um jeden Preis leben. *Der* Preis ist mir jedenfalls zu hoch«, entgegnete sie. Ein lebenslanger Seitenausgang? Niemals! Das wäre für sie keine Lebensqualität mehr gewesen. Da würde sie lieber sterben.

Ein paar Tage später war sie wieder im Spital. Die Gewebeprobe war eindeutig: Krebs. »Wenn Sie sich nicht operieren lassen, können Sie gleich zusammenpacken und brauchen nicht mehr zu kommen«, sagte der Primar. »Das wollte ich sowieso nicht, darum habe ich mich gar nicht ausgezogen«, erklärte Frau Moispointner. Sprach's und ging ihrer Wege.

Drei Jahre Groll, Wut und Zorn

»Heute kann ich mir vorstellen, dass meine Reaktion eine Art Erniedrigung für ihn war, schließlich war er ja eine Koryphäe«, sinniert Frau Moispointner. Nicht, dass sie ein schlechtes Gewissen deswegen hätte. Es wollte sich nach der Diagnose einfach kein Schockerlebnis einstellen. So, wie man es von vielen anderen Patienten kennt. Da war jedoch etwas anderes: »Ich empfand die Diagnose als Ohrfeige.« Denn in den ersten Sekunden, nachdem ihr die Diagnose mitgeteilt worden war, lief in ihrem Inneren ein Film ab. »Es tauchten Bilder aus meinem Leben auf und es war sonnenklar: Da musste ich ja Krebs bekommen!«

1996 starb ihr Mann, da war sie am Boden zerstört. Fast vier Jahre später kam der Krebs. Dazwischen tiefe Trauer und vor allem Wut. Wut auf den verstorbenen Mann. Er hatte sich einfach verabschiedet und sie alleingelassen. Sie kannten sich seit ihrer frühesten Jugend. Edeltraud Moispointner war erst 14, als sie ihren Mann kennenlernte. Seitdem waren sie unzertrennlich. »Nach seinem Tod hatte ich keinen Lebenswillen mehr«, sagt sie.

Jeden Tag holte sie ihren Mann in Gedanken zu sich und überschüttete ihn mit Vorwürfen. Der Bruder riet ihr damals schon: »Lass ihn doch ins Licht gehen, du hältst ihn nur fest.« Doch das konnte sie nicht. Stattdessen ließ sie sich selbst gehen, war passiv und depressiv. Ihr Mann sollte ruhig sehen, wie schlecht es ihr ging.

Frau Moispointner leistet »innere Arbeit«

Ein Blick zurück in das Krankenhaus. Sie musste einen Revers unterschreiben. Verweigerung der Behandlung, Entlassung »auf eigene Gefahr«. Da bekam sie es noch einmal schriftlich: »Die Patientin wurde trotz intensiver Aufklärung auf eigenen Wunsch aus dem Krankenhaus entlassen. Erfolgt die Operation nicht, wird dies katastrophale Folgen haben.« Damit war für den Primar die Sache entschieden.

Noch immer stellte sich kein Schock, keine Traurigkeit oder Angst ein. Nach der Diagnose änderte sich jedoch einiges im Leben von Frau Moispointner. Sie wurde aktiv, wie sie es seit Jahren nicht mehr gewesen war. Sie wurde auch zur eifrigen Leserin. Positives Denken, die Bücher von Joseph Murphy, Louise Hay etc. stapelten sich auf ihrem Nachtkästchen. Ihr Bruder ist ein spiritueller Mensch und versorgte sie mit entsprechender Literatur. Sie wurde nicht nur zur intensiven Leserin, sondern schritt auch zur Tat: »Beten, meditieren, positive Affirmationen und Ernährung umstellen.«

Statt sich operieren zu lassen, fuhr sie einen Monat später in den Urlaub nach Spanien. »Es war eine wunderschöne Woche«, sagt sie. Und sie nahm sich ernsthaft vor, dass sie nach dieser Woche gesund sein wird. »Das war aber noch nicht der Fall«, lacht sie. Schmerzen hatte sie keine, aber sie spürte doch einen Druck in ihrem Inneren. Das musste wohl der Tumor gewesen sein. Bei einem Kinesiologen ließ sich Frau Moispointner »austesten«. Dieser empfahl ihr eine Diät. Zahlreiche Lebensmittel sollte sie von nun an meiden, z. B. tierische Produkte. »Viel blieb da nicht mehr übrig«, sagt sie. Sieben Monate hielt sie sich streng an diese Essensvorschriften.

In den ersten Wochen nach der Diagnose lernte Frau Moispointner

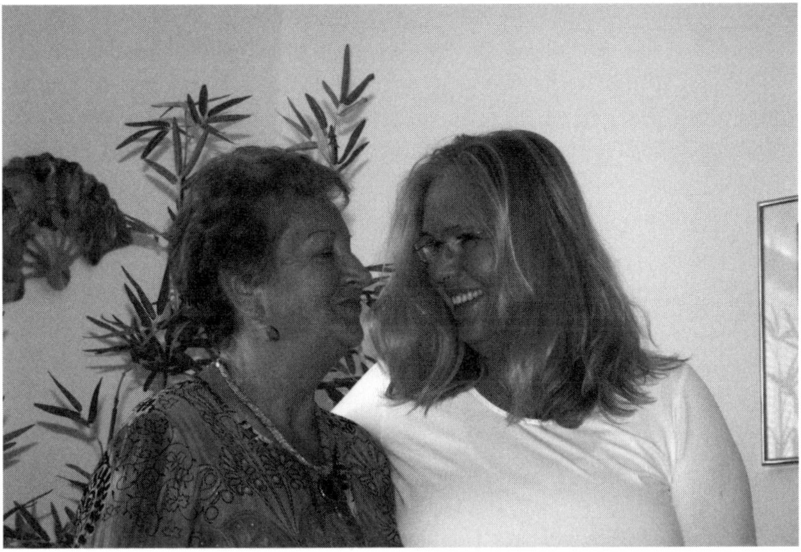

Edeltraud Moispointner und Margit Satyana

Margit Satyana kennen. Es wurde ihr gesagt, diese sei eine Heilerin. »Bei Frau Moispointner war keine Angst vorhanden und auch kein Zweifel«, erzählt Frau Satyana über ihre erste Begegnung. Vielmehr habe sie ihre Genesung als eine Art »Projekt« betrachtet. Ein Projekt, dem sie sich mit aller Kraft widmete. »Ihre Kraft empfand ich als bewundernswert«, sagt Frau Satyana. Und sie machte Frau Moispointner klar: »Heilen kann ich Sie nicht. Heilen müssen Sie sich selbst.«

Die Chemie stimmte von Anfang an. Und es begann eine intensive gemeinsame Arbeit mit den »Journeys«.

Die Journey™

Bei Brandon Bays wird ein basketballgroßer Tumor entdeckt. Eine sofortige Operation scheint die einzige medizinische Alternative zu sein. Warum traf es gerade sie? Sie arbeitet im Bereich alternativer Gesundheit und Heilung, lebt bewusst, isst vegetarisch, trinkt nur gefiltertes Wasser und bewegt sich viel an der frischen Luft. Und dann das! Sie gelangt zur Überzeugung, dass dieselbe Kraft, die diesen Tumor entstehen ließ, auch dafür sorgen kann, dass er wieder verschwindet. Sie möchte die Botschaft verstehen, die diese Erkrankung ihr vermitteln will. Sie sieht die Krankheit als Prüfstein ihrer Überzeugungen und begibt sich auf eine Reise nach innen, um sich mit alten seelischen Wunden auseinanderzusetzen. So beginnt eine intensive Reise zur Heilung, die schließlich dazu führt, alte emotionale Muster zu erkennen und »von innen« her aufzulösen. Ihr Tumor verschwindet innerhalb von sechs Wochen. Der daraus entwickelte »Journey-Prozess«™ bewirkt laut Brandon Bays durch tief gehende Bewusstseinsarbeit Heilung auf Zellebene. Sie schreibt dazu: »Tief in unserem Inneren wartet ein riesiges Potenzial darauf, dass wir uns öffnen für die Freude, den Genius, die Freiheit und innere Liebe. Diese Präsenz ruft uns ›nach Hause‹ – jetzt – und sehnt sich danach, uns zu befreien. Dennoch haben alle von uns Probleme, die uns gefangen halten oder einschränken und die verhindern, dass wir den Ruf unserer Seele auch hören können, und wir fühlen uns nicht in der Lage, diese innere Größe anzuzapfen. Stattdessen fühlen wir, dass wir in gewissen Bereichen blockiert sind, behindert durch unsere Wut, Angst, Depression, Trauer, Verletzung, Ängstlichkeit. Das Ganze kann so einfach sein wie die Sehnsucht nach mehr im Leben oder so komplex wie das Gefühl, ein völliger Versager zu sein. Es kann so beeinträchtigend wie eine Sucht sein oder so lebensbedrohend wie eine ernste Krankheit. Und dennoch, ganz egal, wie tief Ihr Problem ist, ganz egal, welche Kämpfe Sie damit austragen, es besteht die Möglichkeit, dass Sie völlig frei, ganz und geheilt werden.«[2]

Margit Satyana brachte die »Journey« 2003 nach Österreich und gründete ihre eigene »Journeypraxis«.[3] »Die Menschen können tiefe Heilung und die Verbesserung ihrer individuellen Herausforderungen erfahren«, sagt Satyana. Alles, was wir erleben, sei in den Zellerinnerungen gespeichert. Auch Emotionen, die nicht ausgelebt werden. »Es ist eine Ursachenforschung, denn jede Art von körperlichem Unwohlsein hat eine seelische Ursache. In der Reise nach innen wird das Ereignis, die Ursache aufgespürt, die Emotion wird ausgedrückt, meistens gegenüber jenen Menschen, denen man in der Journey begegnet«, erklärt Frau Satyana.

»Meistens gibt es mehrere Aspekte, die zu einer Krankheit geführt haben«, sagt Satyana. In der inneren Reise, die als völlig real erlebt wird, werden Emotionen aufgespürt und aufgelöst. Der Mensch bekomme wieder Zugang zu dem, was Brandon Bays als »Quelle« bezeichnet. »Es ist wie das Abschälen einer Zwiebel«, erklärt Satyana. Brandon Bays habe diesen Prozess bis zur Heilung gänzlich ohne Schulmedizin erreicht. »Ich sehe das heute als sinnvolle und notwendige Ergänzung zu allen anderen Therapien«, so Satyana.

Chemo, Bestrahlung und Heinzelmännchen

Von allen Seiten wurde Frau Moispointner gedrängt, doch eine Operation zu machen, schließlich war der Tumor schon vier Zentimenter groß. Zumindest Chemo oder Bestrahlung wurden angeraten. Frau Moispointner wehrte sich auch gegen diese Maßnahmen, denn sie war überzeugt, dass der Tumor über kurz oder lang ohnehin verschwinden würde. Doch der Druck von Seiten der Familie und der Freunde wurde immer größer, schließlich gab sie nach und begab sich für Chemo und Bestrahlung in ein Spital.

Schon längere Zeit davor hatte sie bereits folgendes Bild visualisiert: kleine und fleißige Heinzelmännchen, welche die Krebszellen aus dem Darm tragen. Während der Bestrahlung setzte sie den imaginären Heinzelmännchen imaginäre Helme auf. Damit ihnen die Strahlen nichts anhaben und sie weiter ihre Arbeit verrichten konnten. Nach drei Tagen Chemo verkündet die Oberärztin: »Frau Moispointner ist ein außergewöhnlicher Fall. Ihr Tumor ist nur mehr 1,6 Zentimeter groß. Dass er so schnell geschrumpft ist, grenzt an ein Wunder.« Auf diese »verwunderte« Aussage ist Frau Moispointner auch heute noch stolz. Obwohl der Tumor also noch immer sichtbar war, war er für Frau Moispointner praktisch nicht mehr existent. »In meinem Geist war ich ja schon gesund, nur der Körper war träge und musste erst nachziehen.« Die Chemo selbst visualisierte Frau Moispointner als

»Energiespritze«. »Strahlend« ging sie auch zur Bestrahlung. Keine Spur von Angst. Die Behandlungen konnten ihr nichts anhaben, Nebenwirkungen hatte sie keine.

Etwas könnte noch kommen, aber es kommt nichts mehr

Nach der Behandlung war der Tumor weg. Nach drei Monaten sollte sie zur ersten Kontrolle kommen, falls »wieder etwas kommt«. »Bei mir kommt nichts mehr«, verkündete sie. Ein Jahr später – es ging ihr blendend – ging sie dann doch zur Kontrolle und verblüffte die Ärzte. Diese fanden weder eine Operationsnarbe noch eine Spur eines Krebses.

Die innere Arbeit ist unerlässlich, um dauerhafte Heilung und Gesundheit zu erreichen. Darin sind sich Moispointner und Satyana einig. Die beiden verbindet heute eine tiefe Seelenfreundschaft. »Die dritte Journey war die intensivste und emotionalste«, sagt Moispointner. Das sei auch die entscheidende gewesen. Nach dieser dritten »Journey« war auch der Druck weg, den sie in ihrem Körper verspürt hatte. Dort, wo sich ihr Krebs befand. »Ich wusste, dass der Tumor eigentlich schon weg ist«, sagt sie. Der Familie zuliebe habe sie die Chemo gemacht. Angst hatte sie sowieso keine vor der Therapie: »Ich wusste, sie wird mir nicht schaden.«

In den »Journeys« wurde sie mit den Themen »Ungeliebtsein« und Ablehnung konfrontiert. Und dass sie stets ihre eigenen Bedürfnisse hintangestellt hatte und nur für andere da war. Oder dass ihr Vater nicht mehr aus Stalingrad heimgekehrt war. Ein lebenslanger Schmerz, der sich während einer »Journey« auflöste. »Trauer und Weinen habe ich mir auch nicht zugestanden nach dem Tod meines Mannes. Ich war einfach viel zu beleidigt«, so Moispointner. Wenn sich die Ursache des Problems aufgelöst habe, könne der Körper eine neue, gesunde Zellgeneration hervorbringen. Einen neuen Körper, eine neue Wirklichkeit.

»Ein Punkt, der immer wieder kommt bei einer Journey, ist das Selbstwertgefühl«, erzählt Frau Satyana. »Ich bin es nicht wert« – diesen Satz tragen viele Menschen in sich. Nicht wert sein für eine gute

Beziehung, für finanziellen Wohlstand etc. Leider habe das Leiden immer noch einen positiven Stellenwert, eine Einstellung, die auch durch die katholische Kirche gefördert werde. »Will man gesund werden, sollte man sich mit Menschen umgeben, die einen aufbauen«, ergänzt Satyana.

Erlaube dir, gesund zu sein

Es dauerte nicht lange, da entdeckte Frau Moispointner ihre eigenen Heilfähigkeiten. Einer Bekannten mit Kopfschmerzen legte sie die Hände auf. Kurz darauf waren die Schmerzen verschwunden. Von einem Reikimeister erfuhr sie, dass ihr »Kanal« total offen sei. Ein Kanal für die Energie »von oben«. Etwas, wofür andere eine lange Ausbildung brauchen. Sie machte kein Reiki, sondern begann, selbst »Journeys« für andere zu machen.

Durch Mundpropaganda sprach sich schnell herum, dass sie eine Art »Heilerin« sei. Tatsächlich konnte sie schon vielen Menschen helfen. Menschen, denen sie Energie schickt, sollten sich zur Vorbereitung ganz frei und leer machen. Vor allem frei von negativen und destruktiven Gedanken. Frau Moispointner hat mittlerweile eigene CDs mit positiven Affirmationen produziert. »Mit viel Inspiration von oben«, lacht sie. »Positive Gedanken zur Selbstheilung« – »Erlaube dir, gesund zu sein«, steht auf den CDs. Die positive Wirkung ihrer Worte auf der CD wurden ihr schon oftmals bestätigt, sagt sie stolz.

Heute betrachtet sie die Krebskrankheit als Geschenk. »Ich bin jetzt ganz anders, ich bin ein freier Mensch«, sagt sie. »Ich kann vielen kranken Menschen helfen, weil ich alles selbst erlebt habe.«

Es gibt tausend Krankheiten, aber nur eine Gesundheit.
Arthur Schopenhauer

DEN KREBS AUSHUNGERN

Heute erfreut sich *Jürgen Thomar* bester Gesundheit – 2001 hieß die Diagnose »Prostatakrebs«. Mit dem PSA-Wert von 11,0 ng/ml war er »stark karzinomverdächtig«.

Mit Krebs hatte er nicht gerechnet – die Diagnose traf ihn wie ein Keulenschlag. Lebte er denn nicht gesundheitsbewusst? Elf Jahre zuvor hatte er bereits das Rauchen aufgegeben und sich auch immer redlich bemüht, den Stress abzubauen. Jetzt kreisten seine Gedanken nur mehr um zwei Fragen: Wie lange kann ich mit dieser Diagnose weiterleben? Und: Habe ich überhaupt Chancen auf Heilung?

Die Gewebeuntersuchung bestätigte den Verdacht. Nach 14 Tagen gab es noch eine Computertomografie (CT) zur PSA-Kontrolle. Das Ergebnis war erneut ein viel zu hoher Wert. Vier Tage später noch einmal eine CT zur endgültigen Absicherung. Das Resultat war eindeutig und immer gleich: Prostatakrebs.

Welche Therapie?

Jetzt stand die Frage nach der optimalen Therapie an. Die Ärzte stellten ihm drei Alternativen zur Auswahl: Totaloperation, eine Strahlentherapie »von außen« oder eine Strahlentherapie »von innen«. Er entschied sich für die Letztere, die sogenannte »Brachytherapie«, eine damals relativ neue Behandlungsform. Bei dieser Therapie dringen die »strahlenden Teilchen« direkt in die Prostata ein. Die Entscheidung erfolgte nicht zuletzt deswegen, weil ihm die Ärzte damit eine »Erfolgsgarantie« von 95 Prozent gaben. Der Eingriff erfolgte im Jahr

2002 an einer Uniklinik. Die Ergebnisse der Nachuntersuchung bestätigten den Erfolg der Behandlung: Mit 1,1 ng/mg war der PSA-Wert ausgesprochen niedrig. Es konnte gefeiert werden!

Die Ernüchterung erfolgte bereits bei einer Nachuntersuchung im Frühjahr 2003: Der PSA-Wert stieg wieder kontinuierlich an. Der Krebs war zurückgekommen und er war aggressiver als jemals zuvor. Im Herbst 2003 wurde vom Pathologen die Diagnose um den sogenannten »Gleason-Score« ergänzt. Dieser gibt das »Ausmaß der Bösartigkeit« an. Er war von ursprünglich 2 + 2 = 4 auf 4 + 4 = 8 angewachsen – die zweithöchste Gefährlichkeitsstufe. »Der Krebs hatte sich vom zahmen Haushund zum gefährlichen Tiger gewandelt«, sagt Thomar.

Die Suche nach dem Ausweg

Nach weiteren Untersuchungen und intensiven Gesprächen mit den behandelnden Ärzten stand er erneut vor der Wahl: Totaloperation, Strahlentherapie von außen oder wieder eine Brachytherapie. Nun galt es, die Risiken und Chancen der einzelnen Varianten genauestens abzuwägen. »Bei der Totaloperation bestand ein 50-prozentiges Risiko, dass der Krebs nicht gänzlich beseitigt werden kann und die Sache daher vergeblich ist. Außerdem bestand das Risiko, inkontinent zu werden, im ungünstigsten Fall hätte ich als Windelträger noch eine Lebenserwartung von vielleicht drei Jahren gehabt«, sagt Thomar. Zur Auswahl stand außerdem eine Hormontherapie. »Die war für mich nicht sonderlich wünschenswert – wegen ihrer die Männlichkeit raubenden Wirkung«, so Thomar. Inkontinenz und/oder Impotenz – alles in allem keine sonderlich erfreulichen Optionen.

Die Ärzte an der Universitätsklinik schlugen ihm schließlich folgende Behandlung vor: Zunächst eine Hormontherapie über zwei Jahre hinweg – mit weitreichenden Folgen für das Sexualleben. Dann sechs Wochen nach dem Beginn der Hormonbehandlung eine Strahlentherapie von außen sechs Wochen lang, daran anschließend eine nochmalige Brachytherapie, also Strahlentherapie von innen. So wollte man den Krebs in die Schranken weisen. Von Heilung sprach sowieso niemand.

Thomar verließ sich auf den medizinischen Sachverstand seiner Ärzte und begann im März 2004, die ersten Tabletten für die Hormontherapie zu schlucken. Was blieb ihm sonst übrig?

Kein Versuchskaninchen

»Für mich war der Krebs ein Fremdkörper, der nicht zu mir gehört«, sagt Thomar heute. Er wollte deshalb auch nie von »seinem« Krebs sprechen. Die Behandlung sollte ihn endlich davon befreien.

Drei Tage nach Therapiebeginn flatterte ein Brief ins Haus, in dem darauf hingewiesen wurde, dass es für seine ihm zugedachte Therapiekombination – Hormontherapie, »Salvage Brachytherapie« und »Strahlentherapie der Lymphabflussgebiete« – keine gesicherte wissenschaftliche Datenlage gab. Er wurde auf die möglichen Folgen hingewiesen, und die waren schockierend: Wenn er nämlich »austherapiert« sei, könnten die Ärzte nichts mehr für ihn tun. »Austherapiert – was für ein furchtbares Wort«, sagt Thomar.

Nun wusste er, dass die vorgeschlagene Behandlungsoption weder schulmedizinisch abgesichert noch erfolgversprechend war. »Ich brach diese für mich irrsinnige Therapie nach eingehender Diskussion mit meiner Frau sofort ab«, erzählt Thomar.

Eine neue Chance

Zweieinhalb Jahre waren seit der Diagnosestellung vergangen. »Ich wusste wirklich nicht, wie es weitergehen sollte«, sagt Thomar. Über einen Geschäftspartner erfuhr er zufällig von Herrn S., der sich fünf Jahre zuvor seinen Krebs »weggehungert« hatte. Über diese unglaubliche Geschichte wollte er mehr wissen. Er erfuhr, dass dessen Prostatakrebs nach der Breuß-Kur verschwunden war und nie mehr zurückgekommen ist.

Herr S.[4] erzählte Thomar von Rudolf Breuß. Von dem gebe es ein kleines Büchlein, in dem behauptet wird, dass Tausende Krebspatienten durch seine Saftkur geheilt wurden. Dieses Buch müsse er sich kaufen und dann könne er schon mit der »Breuß-Kur« beginnen, so wurde ihm gesagt. Nach 42 Tagen sei dann der Krebs besiegt. Herr Thomar war fasziniert. Auch wenn er es noch nicht wirklich verstanden hatte, wusste er, dass sich ihm hier eine unglaubliche Chance anbot.

Der Krebs ist weg

Vom 15. März bis zum 25. April 2004 absolvierte er die »Krebskur nach Rudolf Breuß«. »Die Kur zu machen, war für mich überhaupt kein Problem«, sagt Thomar. Am wichtigsten sei dabei der Kopf. Nachdem er und seine Frau das Breuß-Buch gelesen hatten, waren sie davon überzeugt, dass das die Lösung sei. Er hatte während der Kur keinen Hunger und ging sogar zweimal die Woche zu seinen Stammtischen. Nur trank er dort seinen Breuß-Tee. Niemand konnte etwas Auffallendes an ihm finden, außer dass er immer schlanker wurde.

20 Kilo leichter und voller Energie führte ihn sein erster Weg zum Urologen, um dort seinen objektiven Gesundheitszustand zu erfragen. 14 Tage waren seit Beendigung der Kur vergangen. War der Krebs tatsächlich weg? Der Arzt war äußerst skeptisch und glaubte »keinesfalls«, dass der Krebs nur durch eine »Hungerkur« verschwinden würde. Umso größer das Erstaunen des Mediziners, als der Befund vorlag: »Herr Thomar, bei Ihnen ist etwas passiert!«

Was passiert war, konnte sich sehen lassen: Der Laborwert ergab nur noch 0,53 ng/ml freies PSA. Der Urologe war jetzt »äußerst interessiert« und wollte alles über diese »Wunderkur« wissen. In vier Wochen wollte man noch einmal den PSA-Wert messen. »Wenn er dann nicht gestiegen ist, kann man davon ausgehen, dass der Krebs besiegt ist«, erklärte der Arzt.

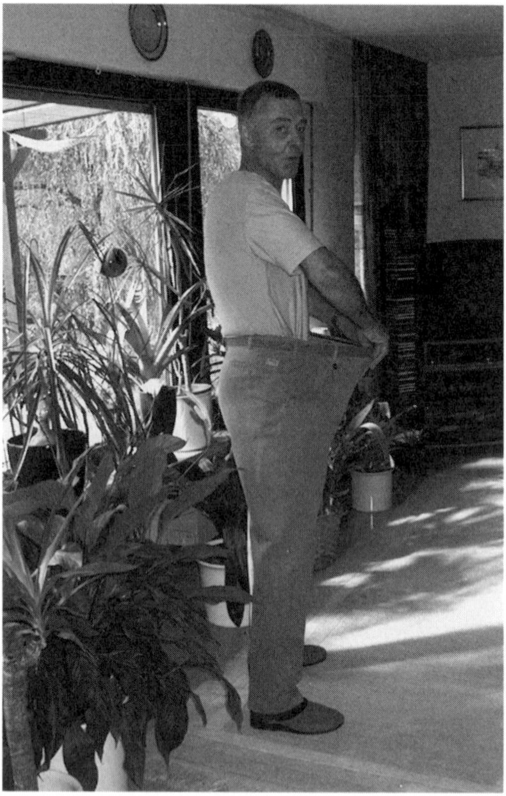

© Privat

Jürgen Thomar

Kontrolluntersuchungen

Weitere Kontrolluntersuchungen bestätigten den unauffälligen Befund. Chronologisch geordnet ergaben sich seit dem 21. Mai 2004 folgende PSA-Werte: 0,59, 0,55, 0,36, 0,32, 0,42, 0,30. Im Herbst 2005 führte Herr Thomar »aus Studiengründen« noch einmal die Breuß-Kur durch, um in seinem Buch, an dem er bereits arbeitete, detailliert darzulegen, wie es ihm bei der Kur ergangen ist. Beim ersten Mal Fasten ging es ihm allein um den Kampf gegen den Krebs, ein Buch zu schreiben war überhaupt noch nicht angedacht. Dies hatte sich erst später ergeben.

Nach der zweiten Fastenkur lag der PSA-Wert bei 0,17 – niedriger als jemals zuvor. Im November 2006 erfolgte noch einmal die Überprüfung sämtlicher relevanter Krebsmarker. Alle 16 Werte lagen laut Laborbericht bei »Gut«. Die in seinem Fall wichtigsten Tumormarker, nämlich die PSA-Werte, ergaben folgendes Bild: PSA 0,18 ng/ml (Normbereich <4,00), freies PSA 0,03 ng/ml, kompexiertes PSA 0,15 ng/ml (Normbereich: <2,6), fPSA/PSA-Quotient 16,7 % (Normbereich >18,00). Gesamturteil: Unauffälliger PSA-Spiegel.

Bei der Vorsorgeuntersuchung im Mai 2007 ergab sich ein PSA-Tumormarker von 0,38 ng/ml. Auch die letzten gemessenen Werte von 2009 und 2010 bestätigten ihm die Heilwirkung der Breuß-Kur: 1,0 ng/ml, 1,71 ng/ml und 0,69 sowie die Werte des Tumormarkers CEA mit 0,6 ng/ml und 1,0 ng/ml (Normalwert <5,0). Der CEA-Wert (Carcinoembryonales Antigen – ein Eiweiß, das hauptsächliche von Zellen der Darmschleimhaut, der Bauchspeicheldrüse und der Leber produziert wird) gibt vor allem Auskunft über die Verlaufsbeurteilung einer Krebserkrankung. »Auch dieser Wert sagte mir klipp und klar: Ich habe den Krebs besiegt!«, so Thomar.

In den letzten sechs Jahren lag sein PSA-Wert immer weit unter dem Normwert von 4,0 ng/ml. »Der Durchschnitt der gemessenen Werte lag sogar weit unter 1,0 ng/ml – dem Normalwert eines gesunden unter 50-jährigen Mannes. Was will man mehr mit 72?«, lacht Thomar. Letzter »Rundumcheck« im Sommer 2011. Der PSA-Wert lag bei 0,33. Alle Krebsmarker sind »im grünen Bereich«.

Vom Offizier zum Fastenexperten

Thomar ist pensionierter Stabsoffizier und war zuletzt Geschäftsführer eines EDV-Unternehmens. Seit seiner Heilung widmet er sich ganz der Breuß-Kur. Er schrieb Bücher zum Thema (siehe Literaturhinweise) und gilt heute als Experte auf diesem Gebiet.

Er hat die Saft-Fastenkur von Breuß, der ja nur ein einziges schmales Buch verfasst hatte, in eine allgemein verständliche und praktikable Form gebracht, unter anderem mit einem für jeden nachvollziehbaren Leitfaden zur Durchführung der Kur.

42 Tage zu fasten und sich nur von Gemüsesäften zu ernähren scheint aber nicht jedermanns Sache zu sein. Manch einer hat sie schon vorzeitig abgebrochen. »Die Durchführung der Breuß-Krebskur erfordert natürlich Entschlusskraft und Selbstdisziplin. Aber wer sein Leben selbst in die Hand nehmen will, der kann das schaffen«, so Thomar. Heilsversprechen könne man – so wie auch bei jeder Therapie der Schulmedizin – keine geben. »Auf alle Fälle handelt es sich jedoch um eine unterstützende und erfolgversprechende Maßnahme bei den unterschiedlichsten Krebsarten«, so Thomar.

»Mein Ziel ist es, Krebspatienten mit meiner Arbeit Hoffnung und Kraft zu geben. Ich möchte sichergehen, dass die Erkenntnisse des begnadeten Naturheilkundlers Breuß nicht in Vergessenheit geraten. Sie können vielen Menschen helfen, davon bin ich überzeugt«, sagt Thomar. Sein Wunsch wäre es, dass die Schulmediziner die Breuß-Kur als lohnenswerte Therapieform anbieten und die Patienten dabei auch begleiten. Thomar bereitet eine Studie vor, in der die Daten von geheilten Krebspatienten gesammelt werden. »Sie soll dabei helfen, verunsicherte Krebspatienten davon zu überzeugen, dass sie mit der Breuß-Kur auf dem richtigen Weg sind.«

Die Breuß-Kur

Rudolf Breuß war gelernter Elektrotechniker, ein Beruf, den er vierzig Jahre lang ausübte. Er war aber auch Heilpraktiker, Naturheilkundler, Heiler und Volksmedizin-Experte. Breuß selbst beschreibt in einer Kurzfassung seine Saftmischung wie folgt: »Man nimmt ³⁄₅ Rote Rüben (Randen, Rote Bete), ¹⁄₅ Gelbe Rüben (Karotten, Rübli), ¹⁄₅ Sellerieknollen und dazu noch ein wenig Rettich und eine Kartoffel. Ein Beispiel: 300 Gramm Rote Rüben, 100 Gramm Gelbe Rüben, 100 Gramm Sellerieknollen und etwa 30 Gramm Rettich. Die Kartoffel muss nicht unbedingt dabei sein, jedoch bei Leberkrebs ist sie sehr wichtig.«[5]
Krebskranke dürfen laut Breuß bis zu einem halben Liter dieses Saf-

tes pro Tag trinken. Wichtig ist, ihn gut eingespeichelt und nur nach Bedürfnis in kleinen Schlucken zu trinken. Er erklärt genaue »Rituale« und ergänzende Teemischungen. Einfach und berührend sind auch seine Fallschilderungen und die vielen veröffentlichten Dankschreiben und Krankengeschichten.

Aussagen von Ärzten

Professor Douwes, Leiter der Fachklinik für Innere Medizin, Schwerpunkt Onkologie, in St. Georg in Bad Aibling, erklärte auf einem Krebskongress der Deutschen Gesellschaft für Onkologie in Baden-Baden: »Wollte man die Breuß'sche Fastenkur als ein Medikament bezeichnen, so müsste man ihm bescheinigen, dass es völlig unschädlich und im Endstadium des Krebses voll wirksam ist, weil es bei 75% der Krebskranken ansprach. ... Ein solches Medikament sollte man an den Anfang einer Behandlung setzen und nicht an das Ende, also dann, wenn durch eingreifende Kuren (*gemeint sind Operation, Bestrahlung und Chemotherapie, Anm. des Autors*) die Abwehr des Patienten zusammengebrochen ist.«[6]

Der Krebsarzt Dr. Thomas Kroiss schreibt zur Breuß-Kur: »Wenn man den Gedankengang, das Milieu möglichst nachhaltig zu säubern und wieder in den ›Originalzustand‹ zu versetzen, weiter verfolgt, gelangt man zur Breuß-Kur. ... Sie geschieht sozusagen unter dem Motto: Der gesunde Körper soll den Krebs auffressen anstatt der Krebs den gesunden Körper. Das Prinzip dieses Verfahrens ist sehr intelligent, denn es reguliert viele der in diesem Buch beschriebenen Übelstände in einem Aufwaschen. Krebs leidet immer unter der Breuß-Kur, weil Krebs gefräßig ist und stets Nahrung braucht. Die normale, gesunde Zelle hingegen ist viel widerstandsfähiger.«[7]

Auch wenn jemand sagt, er sei sehr dünn und darum könne er nicht fasten, so stimme das laut Thomar nicht. Dann nehme man eben statt 20 nur sieben Kilo ab. Der Körper halte sehr viel aus. Laut Schulmedizin gilt Fasten bei Krebs als schädlich. »Das Schlimme ist, dass die Mehrheit der Ärzte keine Ahnung vom Fasten hat«, so Thomar. »Manche glauben sogar, dass man nach einigen Tagen Fasten tot umfällt. Das ist alles Unfug.«

Die Breuß-Kur wird auch zum reinen Heilfasten angewandt. »Da kann sich der Körper wieder regenerieren, das ist wie wenn man einen Rechner wieder hochfährt«, sagt der Computerspezialist. Durch dieses Heilfasten verschwand seine Schilddrüsenunterfunktion. Aber auch Diabetes-Heilungen seien durch das Heilfasten dokumentiert. »Ich bin schön langsam der Auffassung, die Breuß-Kur wirkt gegen alles«, sagt Thomar. Warum es wirkt, bleibe das Geheimnis von Breuß. »Und vor allem kostet die Therapie praktisch nichts, die Kosten belaufen sich auf gerade einmal 200 Euro für sechs Wochen. Das ist weniger, als man normalerweise für Lebensmittel in dieser Zeit ausgibt«, so Thomar. Natürlich wäre es ratsam, seine Ernährung auch langfristig umzustellen, den Fokus auf Obst und Gemüse zu legen.

Thomar ist seit Jahren »Flexitarier«. Das heißt, er ernährt sich hauptsächlich vegetarisch, kombiniert mit (seltenem) Fleischkonsum. »Das sollte aber eine wirklich gute Qualität sein«, so Thomar. Und kein Schweinefleisch. »Wir haben uns heute entfernt von der natürlichen Ernährung, in den Supermärkten gibt es fast nur mehr Chemie zu kaufen«, glaubt er. Die Qualität unserer Lebensmittel sei sehr schlecht geworden, das betreffe auch das Wasser. »Wie sollen unsere Kinder so jemals gesund 80 Jahre alt werden?«

Der Wunsch

»Nach der Diagnose Krebs sollte jeder die Breuß-Kur machen. Danach sieht man, ob es angeschlagen hat oder nicht. Normalerweise ist der Krebs nicht so aggressiv, dass man nicht sechs Wochen für eine Kur Zeit hätte. Man hat ja nichts zu verlieren. Die Ärzte sollten dies endlich vorurteilsfrei prüfen und auch die Kur empfehlen. Und wenn sie das machen, dürfen sie deswegen nicht die Zulassung verlieren. Und dann ist Ende mit Geldverdienen an den Kranken«, sagt Thomar. Das ist sein Herzenswunsch.

Heilungen durch die Breuß-Kur

- Edeltraud Haischberger hatte **Eileiterkrebs**, eine sehr seltene und aggressive Erkrankung. Der Krebs hatte schon gestreut und sich im Körper verteilt. Die Ärzte gaben ihr noch maximal sechs Monate zu leben. Sie machte die 42 Tage dauernde Breuß-Krebs-Kur, erzählte aber niemandem davon. Niemand sollte sie von ihrem Vorhaben abbringen. Am 30. Tag der Kur ließ sich Frau Haischberger einer Computertomografie unterziehen. Die Sensation war perfekt: Der Krebs samt Metastasen war verschwunden. 20 Jahre sind seitdem vergangen und Frau Haischberger erfreut sich bester Gesundheit.[8]
- Knut Eickelens **Prostatakrebs** befand sich bereits im fortgeschrittenen Stadium (Grading III). Krebsbedingte Osteolyseherde (Abbau bzw. Auflösung der Knochen) befanden sich an verschiedenen Wirbelkörpern sowie im Becken. Seine Schmerzen waren so stark, dass ihm nur Morphium helfen konnte. Die ihn behandelnden Onkologen empfahlen eine sofortige Chemotherapie, doch nach ausgiebigen Recherchen entschied er sich für die radikale 42-tägige Fastenkur nach Rudolf Breuß. Er setzte alle Medikamente ab und durchlebte ein Martyrium, das einem Drogenentzug glich. Mit eisernem Willen besiegte er den Krebs. Eickelen, der bereits bewegungsunfähig im Rollstuhl saß, ist heute schmerzfrei, nimmt keine Medikamente mehr und kann wieder laufen.[9]
- Silke Seifert bekam die Diagnose **Brustkrebs**. Es wurden ihr drei Lymphknoten entfernt. Anschließend sollte ihre Brust amputiert werden, mit nachfolgender Chemotherapie. Frau Seifert lehnte dies ab, denn sie erfuhr in der Zwischenzeit von der Breuß-Kur. Nach der Kur war der Krebs weg, ihre Werte sind jetzt, nach über drei Jahren, völlig normal. »Wer wirklich will, kann die Kur machen. Wichtig ist es, sich genau an die Vorgaben zur Durchführung der Kur zu halten«, sagt sie.

Der erste Trunk aus dem Becher der Naturwissenschaft macht atheistisch, aber auf dem Grund des Bechers wartet Gott.
Werner Heisenberg, Physik-Nobelpreisträger

DIE WEISHEIT IST DER LETZTE SCHLUSS

»Jede Heilung ist subjektiv und einzigartig, es gibt nicht *die* für jeden passende Methode«, sagt *Franz Kiesl. Seine* Methode, besser gesagt der Schlüssel für die Heilung, war die Philosophie.

Nachdem er mitten in der Stadt zusammengebrochen war, musste ihn die Rettung ins Spital bringen. Nach einigen Untersuchungen stand fest: *Dickdarmkrebs – Stufe III.* Der Krebs war fortgeschritten und das verdüsterte die Prognose der Ärzte. »Ein paar Jahre können Sie ja vielleicht noch leben«, bekam er da unter anderem zu hören. Kiesl war über diese Aussage schockiert, Ärger und Depression wechselten einander ab. Aber er wollte nicht »noch ein paar Jahre« leben, sondern viel länger.

Zwölf Jahre später erfreut sich Herr Kiesl bester Gesundheit. Die Aussage des Arztes ist Schnee von gestern. Den Beschwerden, die er bis zum Jahr 2000 verdrängt hatte, wollte Herr Kiesl eigentlich auf alternative Art und Weise beikommen. Nun aber war er gezwungen, sich endlich doch in schulmedizinische Behandlung zu begeben, und so ließ er Untersuchungen, Operation und Chemotherapie über sich ergehen. Mit Bangen und Hoffen erwartete er die tägliche Visite seiner Ärzte. Und immer war die Angst dabei: Was wird der nächste Befund bringen? »Die Operation im Jahre 2000 hat mir sicher das Leben gerettet, darum weiß ich den Stellenwert der Schulmedizin zu schätzen. Wenn ich trotzdem kritisch bin, dann nicht in der Absicht, sie abzuwerten«, sagt Kiesl.

Ist Krankheit Zufall?

Schon sehr bald nach der Diagnose kreisten seine Gedanken um grundsätzlichere Fragen. Vor allem um diese: Was hat dieser Krebs mit mir zu tun? Ist Krankheit doch nur Zufall? »Es war mir vollkommen klar, da steht jetzt etwas an in meinem Leben. Diese Krankheit war ein Schuss vor den Bug«, sagt er heute.

Die Auseinandersetzung mit den »letzten Fragen« lenkte ihn vom Kreisen um seine Krankheit ab. Schon lange davor hatten sich bei ihm durch die intensive Auseinandersetzung mit den östlichen und auch westlichen »Weisheitslehren« gewisse Erkenntnisse gefestigt. Vor allem sein Studium der Astrologie konnte ihm immer wieder wertvolle Einsichten und Erkenntnisse in das Leben und seine »kosmischen Zusammenhänge« liefern. Darüber hinaus war ihm von Anfang an klar, dass bei jeder Krankheit – und das galt vor allem auch bei Krebs – die Seele eine entscheidende Rolle spielt. »Ich war und bin davon überzeugt, dass jede Lebenslage, und sei sie auch noch so schwierig, einen Sinn bzw. eine Gesetzmäßigkeit aufweist.« Nur wenn er sich auf sein Wissen über die Weisheitslehren besann und auf die »höheren Zusammenhänge«, wurde er wieder ruhiger und gelassener. So verlor die Angst die Macht über ihn.

Wissenschaftsgläubigkeit

Im Krankenhaus hat er die »ganze Maschinerie« durchgemacht: zuerst Operation, dann Chemo. Anschließend sollte er noch an einer großen weltweiten Studie teilnehmen mit regelmäßigen Kontrollen und Röntgenuntersuchungen. Ausgewählt wurde er per »Zufallsgenerator«. Kiesl lehnte dankend ab. Ein Versuchskaninchen zu sein, dazu hatte er wenig Lust. Wenig Lust verspürt er auch heute, über die Krankheit zu reden. Vielmehr beschäftigen ihn metaphysische Fragestellungen.

»Ich weiß, dass wissenschaftsgläubige Menschen gerne an den Zufall glauben, doch dieser entbindet uns lediglich der Selbstverantwortung für unser Leben«, so der 78-Jährige. »Wenn etwas zufällig geschieht, dann können wir ja nichts dafür, und dann können wir möglicherweise auch nichts für unsere Gesundheit tun, weil ja letztlich alles vom Zufall abhängt. Ob ich eine schwere Form der Krankheit bekomme oder eine leichtere, ob ich sie überlebe oder nicht, das wäre alles Zufall. Aber dieses Konzept ist falsch.« Der Zufall sei »das sanfte Ruhekissen jener, die zu bequem sind, den Dingen auf den Grund zu gehen«, zitiert Kiesl Albert Einstein.

Die Einseitigkeit in der Schulmedizin brauche unbedingt eine Ergänzung durch die Betonung der seelischen und geistigen Aspekte des Krankseins. »Die Wurzel des Problems liegt im Weltbild der Schulmedizin und nicht bei den Ärzten – die tun ihr Bestes.« Er nennt dies das »wissenschaftliche Weltbild«, das abgetrennt von jedwedem metaphysischen Hintergrund existiere. In der Metaphysik werden die »ersten Gründe« und die »letzten Fragen« behandelt: Was ist der Sinn des Lebens und was macht das Wesen des Menschen aus? Hat der Mensch eine Seele? Wie ist die Beziehung zwischen Geist und Materie?

»Derzeit dominiert noch der rein wissenschaftliche Denkansatz, der den Menschen vorwiegend auf den Körper reduziert und deshalb auch nur den Körper behandelt. Der seelische, geistige und religiöse Aspekt des Menschen bleibt weitgehend ausgeklammert«, sagt Kiesl.

An Umstände ausgeliefert

Das Ergebnis sei ein »totales Ausgeliefertsein« an die gegebenen Umstände, die weitgehend dem Zufall zugeschrieben würden. Die Frage »Warum habe ich eine Krankheit wie Krebs bekommen?« kommt nicht ins Spiel, übrig bleibt nur der Kampf dagegen. Die Situation, in der sich fast jeder Krebskranke nach der Diagnose befindet, löse naturgemäß Angst aus. »Und mit Angst wird auch jeder neue Befund erwartet, das ist einer Heilung nicht gerade förderlich.«

Die Ärzte täten ja ihr Möglichstes, aber wenn die Bedeutung im Dunkeln bleibt, bleibe man in der Unbewusstheit, und Unbewusstheit sei die Wurzel vieler Übel. »In dem Maße, wie es dem betroffenen

Menschen gelingt, die Hintergründe der Krankheit zu erhellen, können sich wieder Vertrauen und Hoffnung auf Heilung und damit Ruhe in seiner Seele einstellen«, ist der 78-Jährige überzeugt.

Die Deutung der seelischen und geistigen Hintergründe könne heute letztlich nur vom Patienten selbst geleistet werden, weil die Schulmedizin diesen Bereich weitgehend negiert. »Echte Heilung hat etwas mit Heilwerden zu tun, und heil werden kann der Mensch nur in seiner Seele, in seinem Bewusstsein. In dem Maße, wie unsere Seele heil ist bzw. wird, folgt ihr auch der Körper automatisch und gesetzmäßig nach.« Und das sei der »innere Arzt«, der allein heilen könne. Diesen Arzt gelte es nach Kräften zu unterstützen.

Das esoterische Weltbild

Kiesl ist Astrologe und vertritt das »esoterische Weltbild«, ein Begriff, um den sich viele falsche Vorstellungen im Laufe der Zeit angesammelt hätten. Esoterik ist der »innere Kreis oder Weg« und steht im Gegensatz zum exoterischen, zu dem uns allen vertrauten »Außenweg«. Es ist die »Ewige« oder »Hermetische Philosophie«, die nichts mit Pseudoesoterik, New Age oder Positivem Denken zu tun habe. Und schon gar nichts mit Weltflucht. Was das genau ist, hat er in seinem Buch »*Die Kehrseite der Medaille*« zusammengefasst (*siehe Literaturhinweise*).

»Sich mit echter Esoterik tief und ernst auseinanderzusetzen und damit auch mit den eigenen Wurzeln, wäre für jeden sinnvoll«, sagt Kiesl. Auch die Erkenntnisse der »Neuen Physik« würden sich immer mehr den uralten esoterischen Weisheitslehren angleichen.

Hat Esoterik etwas mit dem Positiven Denken zu tun? »Nein«, sagt Kiesl. Mit der »echten« Esoterik, die uralt sei und mit unveränderlichen Gegebenheiten ausgestattet, habe Positives Denken nichts zu tun: »Reines Positives Denken ist nur ein Umweg. Diese Bewegung arbeitet mit Selbstsuggestionen und Affirmationen. Eine Methode, die zwar wirkt, aber einer wirklichen Bewusstwerdung des Menschen entgegensteht. Hier kämpfen positive Gedanken gegen die negativen. Aber bei

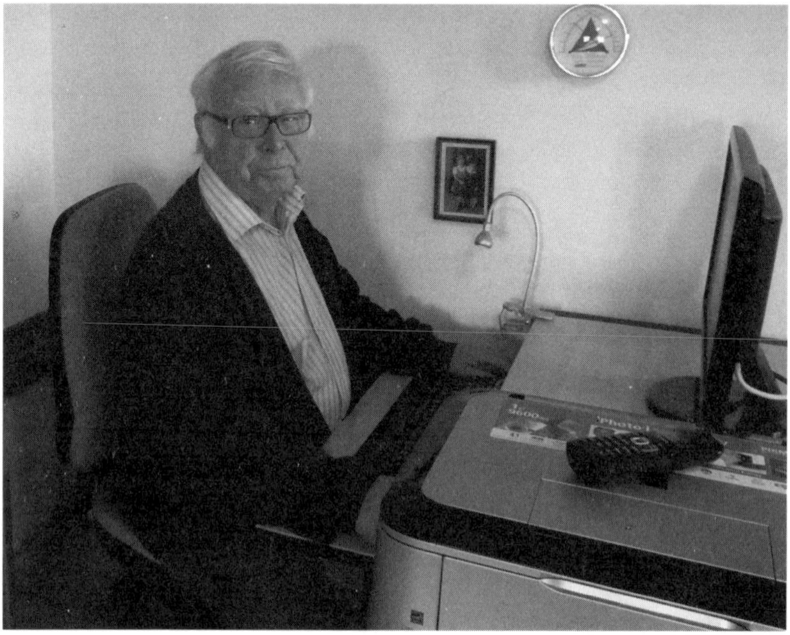

© Privat

Franz Kiesl

der wahren Esoterik geht es um Aussöhnung und nicht um Kampf.« Denn was uns im Außen begegnet, sei es Krankheit oder Schicksalsschläge, repräsentiere den »Schatten« in uns. Der »Schatten«, das ist der verdrängte Anteil im Menschen, den man nicht bekämpfen, sondern integrieren müsse, was auch schon C. G. Jung betonte. Und das ginge nur über Bewusstseinsarbeit.

Erkenne deinen Schatten

»Schattenintegration ist somit das Wichtigste und Wesentlichste und zugleich Schwierigste auf dem esoterischen Weg. Es erfüllt aber das Gebot Jesu von der Feindesliebe am wirkungsvollsten«, sagt Kiesl. Denn die Feinde im Außen seien ja nichts anderes als »Fleisch gewordene« Schattenanteile unserer Seele – über den Umweg der Projektion.

Nur in der »wahren« Esoterik kann es über den Erkenntnisweg zur Integration auch der negativen Anteile im Menschsein kommen. Andere Methoden seien oft zu einseitig.

»Auch die Medizin verfällt wie alle nur an die Wissenschaft Glaubenden demselben Irrtum der Einseitigkeit«, glaubt er. Sie könne von der Neuen Physik unendlich viel lernen, wenn sie nicht so sehr von der Richtigkeit ihres Konzeptes – vom Kausalitätsgesetz – überzeugt wäre, das besagt, dass einer Wirkung immer eine Ursache vorangehe. »Sie glaubt, dass die Anwesenheit von Viren, Bakterien und toxischen Stoffen *allein* genügen würde, um daran zu erkranken.« Damit übersehe sie den Gegenpol, nämlich die *Absicht der Seele,* von diesen Stoffen Gebrauch zu machen. Denn die Seele bediene sich dann und wann dieser »Erfüllungsgehilfen« des Schicksals.

Neue Physik

»Ich weiß, wie absurd solche Thesen auf die meisten wissenschaftsgläubigen Menschen wirken müssen«, ist sich Kiesl bewusst. Aber wenn man sich der »Neuen Physik« zuwende, sei das nicht mehr so absurd. Denn diese sagt auch, dass es so etwas wie »Zeit« nicht gebe. Und das würden die uralten Weisheitslehren der Menschheit schon seit Jahrtausenden behaupten. Hier ortet er auch ein Grundübel »unserer Zeit«: »Das Gefühl, Zeit sei vergänglich, ruft eine ständige Alarmbereitschaft des Körpers hervor, was wiederum zahlreiche Störungen wie hohen Blutdruck, Muskelverspannungen, Magengeschwüre oder Herzkrankheiten begünstigt.«

Die Medizin hat sich die Naturwissenschaften zum Vorbild genommen mit der Absicht, dieselben präzisen Ergebnisse zu erreichen wie die klassische Physik. Aber dieses Modell von Gesundheit und Krankheit sei völlig unzureichend. So gibt es im Bereich der Chirurgie ans »Wunderbare« grenzende Leistungen und Erfolge der Schulmedizin, im Bereich der chronischen Erkrankungen sei sie aber erstaunlich hilflos.

»Die notwendige seelische Arbeit wird von der Medizin weder gefordert noch gefördert. Das wiederum ist Sache der Psychologie und der Psychotherapie. Diese sind aber ebenfalls weitgehend an das wissenschaftliche Welt- und Menschenbild gebunden. Darum kommt es auch zur vermehrten Hinwendung kranker Menschen zu östlichen bzw. alternativen Heilweisen«, meint Kiesl.

Er wolle nicht auf die Schulmedizin schimpfen, das stünde ihm nicht zu, betont Kiesl. Ganz im Gegenteil, sie erfülle eine wichtige Funktion: »Sie kann uns durch ihre Methoden eine Nachdenkpause schenken und wir sollten die Zeit der Rekonvaleszenz vor allem für unsere seelische und geistige Entwicklung nutzen.«

Kiesl lehnte nach dem halben Jahr Behandlung und den notwendigen Nachuntersuchungen darüber hinausgehende, vorwiegend nur mehr der Studie dienende Untersuchungen ab. Statt der weiteren Teilnahme an dieser Studie, mit engmaschigen Kontrollen, fuhr er zu einem bekannten Therapeuten zur »Reinkarnationstherapie«. Durch diese Methode sollen psychische Verletzungen und andere Einschränkungen geheilt werden, indem Situationen aus der Vergangenheit noch einmal gefühlsmäßig durchlebt werden. Vergangene Erlebnisse werden mit Mitgefühl und Vergebung betrachtet, die entsprechenden Emotionen ausgedrückt und seelische Konflikte dadurch aufgelöst. »Dadurch habe ich wertvolle Erkenntnisse über mich selbst erlangt.«

Homöopathie und Naturwissenschaft

Die Anwendung von homöopathischer Medizin könnte den Erkenntnis- und Heilungsprozess fördern, fährt Kiesl fort. »Während sich die Schulmedizin auf die Bekämpfung der Symptome konzentriert, berücksichtigt die Homöopathie nämlich den Menschen in seiner Ganzheit.« Diese Heilmethode verlange deshalb auch die ganze, das heißt bewusste Mitarbeit des Menschen. Ohne aktive Beteiligung und Reflexion des Kranken sei das richtige homöopathische Mittel nicht zu finden. Darum käme es auch zu einer intensiven Kommunikation zwischen dem Homöopathen und dem Patienten. Und beide seien gezwungen, unter die Oberfläche zu schauen und mögliche Ursachen auf der seelischen Ebene aufzuspüren.

Dieser Erkenntnisprozess allein sei schon ein wichtiger Schritt im Heilungsprozess.

»Information ist – so wie übrigens im ganzen Universum – der Schlüsselbegriff der Homöopathie. Der Wissenschaft war es bis jetzt noch nicht möglich, diese Information nachzuweisen. Leider zieht sie daraus den falschen Schluss, dass sie deshalb nicht existiert und die Methode folglich unwirksam ist.« Doch hier stoße die Naturwissenschaft an ihre Grenzen.

Das sei auch die Crux: Die Naturwissenschaft beschränkt sich auf die Materie und alles, was sie nicht messen kann, werde von ihr geleugnet. Das sei ihr Recht und ihre Aufgabe. »Aber das Recht und die Aufgabe jedes weiter denkenden Menschen ist es auch, den seelisch-geistigen Bereich mit einzubeziehen«, sagt Kiesl. Die Polemik von Seiten der Wissenschaft folge oft nur dem Motto: »Was nicht sein darf, das kann nicht sein.« Diese Sichtweise beträfe auch die Homöopathie. Und sicher nicht zuletzt auch aus kommerziellen Gründen werde sie als Heilmethode bekämpft.

Die Ursachen dahinter

»Das komplexe Geschehen bei der Entstehung einer so lebensbedrohenden Krankheit wie Krebs kann nicht auf eine einzige Ursache reduziert werden«, ist Kiesl überzeugt. »Die wissenschaftliche Medizin sieht nur die äußeren Faktoren, es wirken aber viele nicht messbare Umstände auf der seelisch-geistigen Ebene im Hintergrund. Diese Umstände stehen meistens in Zusammenhang mit den äußeren Umständen, sie verlaufen parallel.« Länger anhaltende seelische und geistige Defizite liegen als Ursache hinter dem sichtbaren Krankheitsgeschehen.

Zum Beispiel nicht verarbeitete seelische Schockerlebnisse, Fremdbestimmung, ein längere Zeit laufender unbewusster Egoismus – das Auf-dem-Ego-Trip-Sein –, Kummer und Traurigkeit oder Absonderung vom »Ganzen«. Auch er selbst habe sich vor seiner Krankheit auf einem »unbewussten Ego-Trip« befunden, bekennt er.

Er sieht eine Analogie von Mensch und Krebszelle: »Auch wir Menschen verhalten uns manchmal wie eine Krebszelle – egoistisch und auf ungebremstes Wachstum fixiert, und das auf Kosten der Allgemeinheit. Da dieser Prozess meistens unbewusst vor sich geht, muss offensichtlich unsere Seele manchmal zu drastischen Mitteln greifen, um Licht in dieses unbewusste Geschehen zu bringen.«. Dem allem liege das Abdriften vom eigenen Weg, von seiner »ureigensten Bestimmung« zugrunde.

»Ich habe bei mir Verhaltensweisen entdeckt, die in die gleiche Richtung gehen.« Um diese aufzudecken, sei Bewusstwerdung so wichtig. Im Zuge der Reinkarnationstherapie führte Kiesl auch ein Tagebuch. Einmal schrieb er ganz groß den Satz: »Ich bin ein grenzenloser Egoist.«

Wie innen, so außen – wie oben, so unten

Kiesl beschäftigt sich seit fast dreißig Jahren mit Astrologie. Es ist ihm ein Anliegen, die vielen falschen Vorstellungen dieser »Weisheitslehre« aus dem Weg zu räumen. »Das Schicksal, wie es sich in unserem Horoskop widerspiegelt, ist keine anonyme Macht im Außen, sondern eine innere Instanz, die uns einen großen Spielraum lässt, an seiner Gestaltung aktiv mitzuwirken.« Nicht Fatalismus, sondern das »Sich-Einordnen in unsere angelegte innere Ordnung« sei notwendig. Die innere Ordnung spiegelt sich wider in der äußeren Gesetzmäßigkeit der Welt. »Wie innen, so außen«, heißt es in der »hermetischen Philosophie«, auf der auch die Astrologie beruht. Die Astrologie sei lediglich ein »Messinstrument der Wirklichkeit«. Der Glaube an die Wiedergeburt gehört ebenso dazu. »Jeder Mensch kommt mit einem Lehrplan auf diese Welt. Wir sind kein unbeschriebenes Blatt, da wir alle schon viele Leben hinter uns haben.«

Das Weltbild

So habe jeder seine eigene Vorstellung von der Welt. Wie wir unsere Welt erleben, hänge im Wesentlichen von unserem Weltbild ab. Kiesl ist überzeugt: »Der Mensch besteht aus Geist, Seele und Körper. Wir sollten nach dem forschen, was unsterblich am Menschen ist, und das ist der Geist und die mit ihm verbundene höhere Seele des Menschen.« Die heutige Wissenschaft sei dazu verdammt, alles, was sie nicht messen könne, dem Zufall zuzuschreiben.

»Ärzte, die Prognosen stellen, sind einer Hybris verfallen«, sagt Kiesl. Das seien Mediziner, die aus reiner Überheblichkeit Gott spielten. Auch ihm wurde eine Prognose gestellt, die nicht eingetreten ist. Er selbst hatte die Sache mit der Schulmedizin bald für sich abgeschlossen, nicht nur, weil er kein Versuchskaninchen sein wollte. Die Verantwortung lag damit wieder in seinen eigenen Händen, und das war ihm wichtig. Auf Kontrolluntersuchungen verzichtete er, vor einem Wiederauftreten der Krankheit hat er keine Angst. »Wer seine Lehren aus der Krankheit gezogen hat, wird auch nicht darin zurückfallen, das heißt, wer die Botschaft verstanden, umgesetzt und integriert hat. Fragen Sie mich aber bitte nicht, ob ich das geschafft habe, ich weiß es nämlich nicht – aber ich hoffe es«, lacht er. Die Krankheit zu überwinden und vielleicht auch besser zu verstehen, dabei half ihm die Arbeit an seinem zweiten Buch: »*Steh auf, nimm dein Bett und geh*« (siehe Literaturhinweise).

»Die Methoden und Eingriffe der Schulmedizin werden nicht über eine mehr oder weniger gelungene Reparatur hinausgehen, solange wir unser Bewusstsein oder auch unsere Seele nicht in die Behandlung von Krankheiten mit einbeziehen«, resümiert Kiesl. Deswegen müssten wir die Schulmedizin keineswegs verwerfen, sondern vielmehr ihre Leistungen dankbar anerkennen. Wirkliche Heilung sei aber etwas ganz anderes: »Nur in unserer Seele können wir heil werden, was auch die Gesundheit des Körpers nach sich ziehen kann.«

Die Seele sei etwas Geistiges, in der ein Lehrplan für jeden Menschen enthalten sei. Es gehe um Entwicklung und Erkenntnis. Die Entwicklung geschehe durch Lernen und darauf hin sei der Schöpfungsplan ausgelegt.

»Jedem Menschen bleibt es letztendlich selbst überlassen, welchen Ansichten er folgt, aber er muss wissen, dass sein Weltbild von zentraler Bedeutung ist und entsprechende Konsequenzen in sich trägt – auch für Gesundheit und Heilung.«

Lasst uns nie fragen, was ist das Übliche,
sondern was ist das Beste.
Seneca

INTUITION UND KÖRPERGEFÜHL

Mit 21 Jahren war *Sebastian Link* im *Endstadium*: *Morbus Hodgkin* mit *Metastasen im ganzen Körper*. Den Gang zum Arzt hatte er buchstäblich fast bis zum Ende hinausgezögert. Zuerst wurde ein Pfeiffersches Drüsenfieber diagnostiziert, da man in seiner Blutkultur den Epstein-Barr-Virus fand. Doch diese vergleichsweise harmlose Diagnose stellte sich sehr bald als Irrtum heraus. Er hatte einen bösartigen Tumor, der von seinem lymphatischen System Besitz ergriffen hatte.

Die Behandlung mit Chemotherapie ging sofort los, acht »Zyklen« waren vorgesehen. »Die Chemo war wichtig, weil ich wirklich schon an der Kippe stand. Ohne sie hätte ich gar nicht mehr die Zeit gehabt, etwas in meinem Leben zu verändern«, sagt Sebastian, der immer gleich per Du mit jedem ist.

Die Veränderung und Arbeit an sich selbst begann schon nach der ersten Behandlung. Den Anstoß gab ihm eine befreundete Lebensberaterin. »Junge, wenn du wieder gesund werden willst, dann musst du selber etwas tun«, riet sie. Zu der Zeit sei er aber noch »ziemlich im Delirium« gewesen. Er hatte nicht die geringste Vorstellung, was er denn tun sollte.

Auflösungsprozess

Dann begann er gemeinsam mit der Lebensberaterin die »Arbeit an ihm selbst«. Seelische »Auflösungsprozesse« wurden initiiert, die zum Ziel hatten, vergangene, unverarbeitete Traumata aufzuspüren und zu lösen. Lange musste man nicht suchen: Vier Jahre vor seiner Erkrankung wurde bei seinem besten Freund Knochenkrebs diagnostiziert – dieser Freund verstarb sechs Monate vor der eigenen Diagnose. Ein traumatisches Erlebnis, das er nicht verarbeiten konnte.

»Von Morbus Hodgkin sind hauptsächlich junge Menschen bis zu einem Alter von etwa 28 Jahren betroffen. Ich habe schon mit vielen Leuten gesprochen, die das Gleiche hatten wie ich, es hatte immer etwas mit einer Identitätskrise zu tun, mit verstorbenen Eltern oder Freunden und mit der daraus resultierenden Konfrontation mit dem eigenen Tod. In diesem Alter befindet man sich in einer Phase, in der man sich durch und mit anderen identifiziert, in einer Phase des Erwachsenwerdens. Bei so einem Verlust stirbt ein Teil von einem selbst«, erklärt Sebastian. Sein eigenes Selbstwertgefühl litt gewaltig nach dem Tod seines besten Freundes. Weder seine Krankheit noch sein Sterben konnte er bis dahin akzeptieren.

Krebs geschmolzen

Im Zuge der seelischen Aufarbeitung seiner Vergangenheit sei der Krebs förmlich »dahingeschmolzen«. »Die Ärzte haben mich doppelt und dreifach untersucht, weil sie gar nicht glauben konnten, wie schnell das ging«, sagt der heute 31-Jährige. Nach gut zwei Monaten und vier Chemos war der Krebs ganz verschwunden. Dass das so schnell ging, widersprach sämtlichen medizinischen Erkenntnissen und Prognosen. Dennoch wollten die Ärzte die restlichen vier Chemos noch durchziehen. Der Behandlungsplan sah es so vor. Schließlich war Sebastian mit seiner Therapie Teil einer europaweiten Medizinstudie. Verschiedene Chemotherapiesequenzen sollten kombiniert und getestet werden. Acht Chemotherapien waren vorgesehen, um das Studienziel zu erfüllen. Doch nach der vierten brach er die Therapie ab.

Chemo abgebrochen

»In mir war so ein intensives Gefühl, das mir sagte, ich soll jetzt aufhören. Mein Körper schrie förmlich: Nein!«, erzählt Sebastian. Das wollten wiederum die behandelnden Ärzte nicht akzeptieren und haben ihn bedrängt. Wenn er mit den Chemos aufhören würde, würde der Krebs zurückkommen, hieß es. »Wenn du nicht weitermachst, stirbst du«, wurde ihm gedroht.

Eine Drohung, die nicht mehr bei ihm ankam. »Ich konnte mich Gott sei Dank damals schon sehr gut geistig abschotten und bin gar nicht mehr darauf eingestiegen«, sagt er. Irgendwann wurde es auch akzeptiert. Zur »Vorbeugung« war auch noch eine Strahlenbehandlung vorgesehen. Doch auch hier stießen die Ärzte auf Widerstand: »Ich mache die Therapie nur, wenn ihr mir beweisen könnt, dass diese Behandlung sinnvoll ist.« Den Beweis konnten sie ihm nicht liefern. »So habe ich mir auch die Bestrahlung erspart.«

Selbstverantwortung

Im Laufe der Zeit traf er auf Menschen, welche die gleiche Therapie, denselben Zyklus durchgemacht hatten wie er. Bei vier von fünf Leuten sei die Krankheit wiedergekommen. »Durch Gespräche mit Betroffenen war für mich klar ersichtlich, dass rein schulmedizinische Behandlungen meist nicht nachhaltig wirkten. Solche, die ganzheitlich, körperlich-seelisch ihre Erkrankung aufarbeiteten, blieben auch langfristig gesund. Das war für mich die Intention, mich nicht mehr nur mit Symptomen, sondern auch mit den tief liegenden Ursachen von Erkrankungen zu beschäftigen«, sagt Sebastian. Denn eines sei sicher: »Das Wichtigste ist, dass man in die Selbstverantwortung geht, jeder ist mitverantwortlich für seine Gesundheit, weil jede Erkrankung eine sehr individuelle Geschichte hat.« Und jeder müsse seinen eigenen, individuellen Weg gehen.

Im Laufe der Jahre traf er auf viele von Krankheit betroffene Menschen, vor allem auch seit er selbst ganzheitlich-energetisch arbeitet:

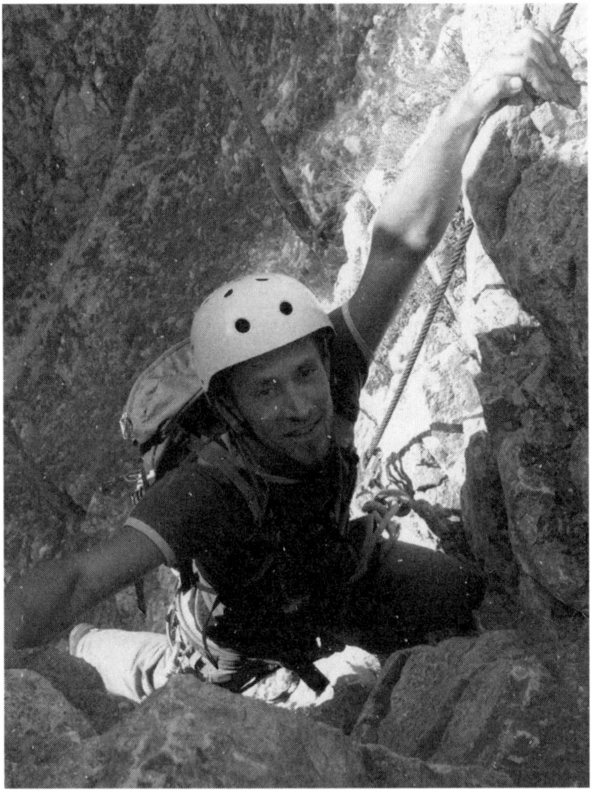
© Privat

Sebastian Link

»Ich habe nie jemandem gesagt, was er zu tun hat, was richtig oder falsch ist. Denn das Wichtigste ist, dass man selber spürt, was einem guttut«, sagt er. Der Körper gibt das Feedback; sich ausschließlich auf andere zu verlassen, funktioniere nicht. »Wenn man sich schon rechtzeitig mit den Fragen der Gesundheit beschäftigt, mit dem eigenen Körpergefühl, dann kommt es sehr oft gar nicht so weit, dass solche Geschichten auf die körperliche Ebene kommen. Der Körper ist nur die letzte Instanz, in der sich Probleme manifestieren.« Wirkliche Vorsorge habe etwas mit Information, aber auch mit dem Wahrnehmen der eigenen körperlichen und emotionalen Welt zu tun.

Intuition unterstützen

In Fragen der Gesundheit und Krankheit solle man weniger propagieren, wogegen, sondern mehr, wofür man ist. »Ich bin für eine individuelle und ganzheitliche Betrachtung eines jeden Menschen«, sagt Sebastian. Man müsse herausfinden, was das Richtige für einen selbst ist. Auch in seiner Arbeit rät er niemandem zu einer Behandlung oder von einer Therapie ab. Jeder müsse die Entscheidung dafür oder dagegen selbst treffen.

Im Krankenhaus sei es sehr schwierig, bei sich selbst und seiner Intuition zu bleiben. Die Bedingungen und das Umfeld sind einer Gesundung nicht gerade förderlich. Gut wäre es daher, wenn man schon ein »Vorwissen« mitbringt, um im Moment einer Erkrankung besonnener und sicherer nach den eigenen Bedürfnissen entscheiden zu können. »Leider leistet das vorherrschende medizinische System rein gar nichts, um die Menschen in ihrer Intuition oder Individualität zu unterstützen. Ganz im Gegenteil. Viele arbeiten dagegen und verunsichern die Leute damit noch mehr«, sagt Sebastian. Dabei spielten auch ökonomische Gründe eine Rolle. Es sei eben viel Geld im Spiel und Medikamente sind teuer, vor allem in der Krebstherapie.

Arbeit mit Menschen

»Ich selbst arbeite im körperlich-emotionalen Bereich. Bei meinen körperlichen Interventionen lösen sich erstaunlich oft auch emotionale Blockaden und Traumata. Ich bin zur Erkenntnis gelangt, dass jede Emotion, die nicht ausgelebt wird, im Körper verbleibt und Probleme verursachen kann, früher oder später. Deshalb ist es für die Gesundheit auch so essenziell, diese Ursachen zu finden und aufzulösen«, sagt Sebastian. Er hat viele Ausbildungen in diesem Bereich gemacht. Von der »cranio-sacralen Ausgleichstherapie« bis hin zu »Lomi Nui«, einer speziellen hawaiianischen Massage. Diese Techniken zielen alle darauf ab, emotionale Blockaden zu lösen. Auch das »Baumeln«, eine uralte Technik, die einst auf allen Kontinenten ausgeübt wurde, von Afrika bis hin zu den Aborigines in Australien, hat er im Angebot.[10] »Ich arbeite intuitiv und kombiniere viele dieser Methoden sehr individuell nach den Bedürfnissen meiner Klienten.« Die Resonanz ist groß, viele Leute mit den »unterschiedlichsten Problematiken« kommen zu ihm.

»Am Anfang habe ich mich noch sehr viel mit theoretischen Konzepten beschäftigt, mit den Zusammenhängen von Emotionen und Körper. Mit der Zeit denkt man aber nicht mehr wirklich nach, sondern geht nach dem Gefühl und nach der eigenen Intuition.« Woher er diese Fähigkeiten hat, kann er nur vermuten. Irgendwann waren sie einfach da. »Mir hat es nach meinem Krebs einfach ein paar Kanäle freigeputzt«, lacht Sebastian. Er kann die Energie spüren, nicht nur bei sich selbst. »Das Erstaunliche ist, dass jede kleinste Verletzung irgendwo einen emotionalen Anker hat. Ich spüre das bei anderen, irgendwann spürt es der Betreffende dann selbst.«

Achtsamkeit und Selbstliebe

Zuletzt war da eine Frau, deren Fuß »umgeknackst« war und die große Schmerzen hatte. Er riet ihr einfach, einmal intensiv in den Fuß »hineinzuatmen« – den Schmerz zuzulassen. Es waren keine zusätzlichen Informationen mehr nötig, die Emotionen kamen von alleine: »Weißt du, um was es geht?« – »Ja.« »Weißt du, was du daran verändern kannst?« – »Ja.« Die Tränen liefen über die Wangen seiner Klientin. »Kurz darauf lief sie wieder wie ein junges Reh«, strahlt Sebastian.

Krankheit in jeder Form, auch jede Verletzung habe etwas mit dem Thema Achtsamkeit zu tun. Und auch mit Selbstwert und Selbstliebe. Irgendwann komme bei jedem ein Punkt, bei dem man über seine eigenen Bedürfnisse »drübersteigt« – das heißt, unachtsam ist. Wenn man Sachen auf die Seite schiebt oder weil man nicht in »seinem« Tempo geht. Die Frau mit dem umgeknickten Fuß ging nicht ihr eigenes Tempo, deshalb habe sie sich verletzt. Als sie das erkannte hatte, habe sie sich auch vorgenommen, mehr darauf achtzugeben. Sie hatte das Signal erkannt und der Schmerz konnte gehen.

»In meiner Arbeit stoße ich immer wieder auf die gleichen Themen, hauptsächlich im emotionalen Bereich: Achtsamkeit, Selbstwert und Selbstliebe. Von einem umgeknickten Fuß bis hin zu Krebs. Im Idealfall lebt man ständig in der Achtsamkeit. Dann ist es nicht notwendig, dass uns unser Körper auf irgendetwas hinweisen muss«, sagt Sebastian.

Als er mit seiner Arbeit begann, versuchte er noch möglichst jene Stellen am Körper des Behandelten zu umgehen, bei denen Schmerzen auftraten. Seine Intuition sagte ihm jedoch, dass das nicht richtig ist. Dann begann er direkt auf die Schmerzpunkte zuzugehen. Mit meist durchschlagendem Erfolg. »Atme in den Schmerz hinein, konfrontiere dich damit«, ist sein einziger Rat. Die dazugehörige Emotion kommt meist von selbst dazu.

Falsche Glaubenssätze

Es gebe einen falschen Glaubenssatz in der Medizin, und der heißt: »Schmerz ist etwas Schlechtes.« Um jeden Preis Schmerz zu vermeiden, genauso wie immer das Fieber zu unterdrücken, sei der falsche Weg. Akute Schmerzen gehören nämlich zum Heilungsprozess, genau wie Fieber. »Durch Schmerzmedikamente schneiden wir uns den Zugang zu uns selbst ab, uns fehlt dann das notwendige Feedback. Der Schmerz ist weg, und damit auch der Grund und die Notwendigkeit, sich mit ihm und dem, was wirklich dahintersteht, auseinanderzusetzen. Akuter Schmerz sei in Wahrheit etwas Gutes, denn er weist uns auf etwas hin. »Wenn wir das annehmen können, geht der Schmerz meistens von ganz alleine«, sagt er.

Auch im alternativen Gesundheitsbereich gebe es Extrempositionen. Ihn nervt es, wenn jemand behauptet, dass es nur »eine wahre Methode« gibt. Über den Köpfen der Menschen würden regelrechte Glaubenskämpfe ausgetragen, dabei gehe es nur darum, dass die Menschen selber entscheiden. »Ich nehme mir auch sehr viel Zeit, um mich selbst immer wieder zu überprüfen, ob ich meine eigenen Grundsätze lebe«, sagt Link. Auf keinen Fall will er jemandem anderen seine Meinung aufoktroyieren, ihm sagen, was das Beste für ihn sei. »Aber mein Rat ist auch: Ihr könnt und ihr sollt alles hinterfragen!«

Keine Anerkennung

Nach den vier Chemos war der Krebs weg und Sebastian verzichtete auf weitere Behandlungen. Er war schon auf »seinem« Weg angelangt. Folgsam ging er aber regelmäßig zu den Nachkontrollen. Damals war er noch im Glauben, dass sich die Ärzte ernsthaft dafür interessieren würden, was er selbst für seine Heilung getan hat. Doch das war nicht der Fall. »Als ich gemerkt habe, dass es sinnlos ist, auf Anerkennung von Seiten der Ärzte zu warten, habe ich auf weitere Kontrollen verzichtet«, erzählt er.

Zehn Jahre sind vergangen und es besteht schon lange keine Notwendigkeit mehr, Ärzte aufzusuchen. Seine Gesundheit könnte besser nicht sein. »Ein Krankenhaus ist auch keine gesunde Umgebung, das fängt schon beim Krankenhausessen an. Das habe ich damals definitiv nicht vertragen.« Die Chemos wirkten bei ihm zudem »psychoaktiv«, erzählt Sebastian. »Sie lösten bei mir eine regelrechte Paranoia aus, obwohl die Ärzte immer nur von körperlichen Nebenwirkungen sprachen.«

Der Schlüssel

»Vor meiner Krankheit habe ich ein ziemlich unbewusstes Leben geführt«, sagt Sebastian. Andererseits sei er immer schon ein »Sammler von Informationen« gewesen, habe sich für viele Sachen interessiert, auch geistige. »Erst als ich krank war, konnte ich dieses Arsenal auspacken und auch anwenden«, sagt er.

Im Krankenhaus widmete er sich der Meditation und der Visualisierung. Ein starkes, emotional aufgeladenes Bild hatte er sich immer wieder vergegenwärtigt: Er sieht sich beim Bergsteigen, klettert die Wand hoch, stellt sich vor, wie alle Muskeln angespannt sind. Immer wieder kletterte er im Geist den Berg hinauf. Nach fünf Wochen Bettlägerigkeit war keine Spur von Muskelschwund zu sehen oder zu spüren. Ein medizinisch äußerst ungewöhnlicher Vorgang. »Das Gehirn kann ja nicht zwischen Wirklichkeit und Vorstellung unterscheiden. Auch die neueste neurobiologische Forschung kommt zum Ergebnis, dass der Vorstellungskraft fast keine Grenzen gesetzt sind«, sagt Sebastian.

Bergsteigen gehört bis heute zu seiner großen Leidenschaft. Mittlerweile arbeitet er unter anderem in der Burn-out-Prävention und unterstützt Teilnehmer in »Selbstfindungs-Seminaren«. Immer geht es um das »Sich-Spüren«, und das »Im-Kontakt-mit-sich-selbst-Bleiben«.

»In der Schulmedizin haben die Patienten praktisch kein Mitspracherecht. Die Behandlungen und Medikamente werden ihnen einfach vorgesetzt«, kritisiert Sebastian. Er selbst spürt meist nach kurzer Zeit, was bei einem anderen Menschen »das Thema« ist. Das behält er aber für sich, denn der Betreffende müsse selber dahinterkommen. Selbsterkenntnis und Selbstverantwortung sind gefordert. »Ich versuche nur, den Menschen sich selbst spüren zu lassen – und das mit guten Ergebnissen«, sagt er.

Er selbst wolle nur der »Anstoßgeber« sein: »Die wirkliche Heilungsarbeit muss jeder selber leisten. Ich will nicht nur, dass die Leute ein Problem gelöst haben, sondern mein Wunsch ist es, dass sie den Schlüssel zu sich selbst finden. Den Schlüssel zu ihrer Selbstheilung.«

Ich weiß nicht, warum Menschen Angst vor den neuen Ideen haben.
Ich habe Angst vor den alten.
John Cage

KREBS: SOLLEN WIR MIT DER »GEISSEL« LEBEN?

Chemotherapie heilt Krebs. Ist das wirklich so? Eine Chemotherapie kann Zellen einzelner Krebstypen zerstören. Eine echte Überlebensperspektive besteht alternativen Ansätzen zufolge aber nur, wenn Körper und Persönlichkeit auch den Chemotod gesunder Zellen – und damit die schweren Nebenwirkungen und Strapazen – wegstecken können. Und wenn der Betreffende auch seinen »inneren Arzt« konsultiert – und ihm der Weg zu ihm nicht versperrt bleibt.

Dass Chemotherapie das bisher einzige und letzte Mittel gegen die »Volksseuche« Krebs wäre, wird – je nach heilkundlichem Lager – entweder ernsthaft beschworen oder bitter verlacht. Jedenfalls sollte man Patienten, die sich dagegen aussprechen, respektieren. Dass auf die Krebsdiagnose »unverzüglich« Chemotherapie und Bestrahlung zu folgen hätten, ist in vielen Fällen schwer nachvollziehbar. Ebenso das schulmedizinische Dogma, dass Patienten nichts zu ihrer Heilung beitragen könnten und die seelisch-geistige Verfassung sowie Ernährungs- und Lebensumstellung keinen Einfluss auf Heilung hätten. Und Ärzte, die behaupten, es lohne sich »auf alle Fälle«, Stahl und Strahl über sich ergehen zu lassen, finden nicht einmal in der wissenschaftlichen Medizin volle Zustimmung.

Medizinische »Allmacht«

Das Schicksal vieler Menschen war jedoch vorprogrammiert: »Abertausende Menschen sind durch ärztliche Aussagen und Prognosen ihres Lebenswillens beraubt worden und haben ihre letzte Zeit in der Verzweiflung von Verurteilten verbracht, die auf ihre Hinrichtung warten. Aber weil die Mediziner auch in aussichtslos erscheinenden Fällen nicht aufgeben dürfen, griffen sie zu den Waffen, die dem Stand der Wissenschaft entsprachen: Totaloperationen, Bestrahlungen und Chemotherapeutika in hohen Dosierungen, mit Nebenwirkungen, die den Menschen oft alle verbliebene Lebensfreude nahmen.«[11]

Manchmal werden Ärzte durch den Glauben an die medizinische Allmacht kritiklos gegenüber ihrem eigenen Handeln und Tun. Tagtäglich beschwört man die Unausweichlichkeit oft erfolgsarmer Behandlungen, bevor man sich selbst das Eingeständnis von therapeutischer Ohnmacht gibt. Andere wiederum scheuen nicht den selbstkritischen Blick in den Spiegel: »Man sollte die Chemotherapie keinem Menschen geben, der sie nicht unbedingt braucht. Aber 80 Prozent bekommen die Chemotherapie umsonst. Das machen wir nicht, weil wir dem Patienten schaden wollen, sondern das machen wir deswegen, weil wir einfach noch nicht genau erfassen können, welche Patientin welche Therapie braucht und von welcher Therapie profitiert. Und das ist für mich der Anlass, dass ich sage, da muss sich etwas ändern.«[12]

Der hektische Krankenhausbetrieb bietet selten Raum für Heilwerdung und inneres Auftanken. Zeit und Einfühlungsvermögen für »gesunde« Aufklärungsgespräche fehlen oft. Und der unter Diagnoseschock und Verordnungsdruck stehende Patient bleibt übrig. Der psychologische Faktor in diesem Betrieb wird den Psychoonkologen zugewiesen, die aber in viel zu geringer Anzahl beschäftigt werden. Dabei bräuchte jeder »Krebsgeschockte« von Anfang an eine wirklich fundierte psychologische Betreuung. Was bleibt, ist das Gefühl, dem Leben und dem medizinischen Apparat ausgeliefert zu sein.

Die »Geißel«

Die wissenschaftliche Medizin forscht seit Jahrzehnten nach den Ursachen und neuen Behandlungswegen der Krankheit Krebs. Doch der oft verkündete »Durchbruch« in der Krebstherapie blieb aus. Die Behandlung bleibt Stückwerk, wirkliche Fortschritte sind selten. »Wir stehen am Anfang eines langen Weges«, so ein bekannter österreichischer Krebsspezialist in einem Vortrag aus dem Jahr 2010. »Nur die Forcierung der Forschung wird es erlauben, weitere Fortschritte zu setzen. Das alles sollte nicht der Anfang des Endes, sondern das Ende des Anfangs unserer Bemühungen zur Bekämpfung des Krebses sein.«[13]

Nach 50 Jahren Behandlung mit Chemotherapien und Bestrahlungen und Milliarden an Forschungsgeldern stehen wir also immer noch am »Anfang der Bemühungen«, der oft auch als »Geißel« bezeichneten Krankheit Krebs Herr zu werden. Kann man es noch eindrucksvoller formulieren? Doch ist dieser Umstand für die etablierte Medizin noch lange kein Grund, über einen möglicherweise falschen Zugang zu diesem Thema nachzudenken. Die Hoffnungen liegen jetzt bei der Antikörper- und Gentherapie, die zu einer »personalisierten Medizin« führen sollen. Für jede Untergruppe eines Tumors soll in Zukunft eine Medikation zur Verfügung stehen. Differenzierung und Spezifizierung in der Krebsmedizin – ein kaum enden wollendes Betätigungsfeld für die Pharmaindustrie. Von den neuerlichen Milliardeninvestitionen werden auch die Onkologen profitieren. Der Krebsspezialist: »Es sind eine Vielzahl von Medikamenten da, die einen enormen Einsatz von Geldmitteln erforderlich machen. Von unserer Seite heißt das, dass wir mitarbeiten müssen, das ist für uns ein enormer Aufwand.«

Die »Mietmäuler« und das Geld

Der emeritierte Arzt und Pharmakologe Peter Schönhofer, Mitglied von *Transparency International Deutschland*, kennt die Entwicklung der Pharmaindustrie und ihres Verhältnisses zur Wissenschaft aus nächster Nähe. Für ihn dominieren längst schon die Interessen des Marketings über die wissenschaftlichen Zielsetzungen: »Trotz der explodierenden Kosten sind die Erfolge der modernen Therapie mit sogenannten ›Biologicals‹ bei Darm-, Bauchspeicheldrüsen-, Nieren-, Prostata-, Brust- oder Lungenkrebs hinsichtlich Lebensqualität und/oder Überlebensdauer minimal. Der Nachteil von Scheininnovationen liegt also vor allem darin, dass sie keinen Qualitätswettbewerb eingehen können, weil sie keine eigene Qualität haben. Deshalb muss das Marketing anders vorgehen, wie sonst wären solche Produkte zu verbreiten? Hauptziel also ist, durch Fälschung und Manipulation wissenschaftlicher Daten einen Scheinvorteil zu suggerieren. Das geht am besten, wenn nicht der Warenanbieter Vorteile behauptet, sondern scheinbar unabhängige Wissenschaftler. Also finanziert die Industrie sogenannte ›Mietmäuler‹, anders ausgedrückt, die Bestechung der Wissenschaft, um bedeutungslose Neuheiten ohne Vorteil als ›Durchbruch bei der Behandlung‹ auf Kongressen oder in Therapieleitlinien anpreisen zu lassen. Daher empfiehlt es sich, größtes Misstrauen beim Lesen von Empfehlungen oder Leitlinien zur Therapie walten zu lassen.«[14]

Die Gewinnspannen der Pharmaindustrie sind hoch, besonders in Deutschland. Hier kann sie die Preise, auch für Krebsmedikamente, noch weitgehend selbst bestimmen. Die in den letzten Jahren entstandene Kostenexplosion ist kaum noch finanzierbar, sind sich auch die Experten einig. Die Ausgaben der gesetzlichen Krankenversicherung für Krebsmedikamente sind dramatisch gestiegen. 2007 haben sich die Kosten für Zytostatika auf 1,4 Milliarden Euro erhöht, doppelt so viel wie noch ein paar Jahre zuvor. Kommt es hier zu keiner Regelung, sind die Kosten für das Gesundheitssystem kaum mehr tragbar.

Marketing statt Forschung

Die Kreativität der Marketingstrategen in der Pharmabranche kennt kaum Grenzen. Damit Krankenhäuser ein Krebsmedikament möglichst häufig verschreiben, erfand ein Pharmakonzern eine Art »Geld-zurück-Garantie«. Bezahlt wird das Medikament von der Kasse. Doch das Krankenhaus streicht die Rückvergütung ein, wenn es nicht wirkt. Ein Riesenanreiz für das Spital, denn es geht um fünfstellige Euro-Beträge.

Prof. Dr. Wolf-Dieter Ludwig, Mitglied der Arzneimittelkommission der deutschen Ärzteschaft, kritisiert das scharf: »Man versucht natürlich, die Ärzte zu motivieren, den Wirkstoff sehr frühzeitig und trotz fehlender Erkenntnisse des Nutzens zu verordnen.« Für Ludwig ist das ein unethisches Angebot, er wünscht sich ein juristisches Vorgehen der Krankenkassen dagegen. Noch dazu, da viele Ärzte Zweifel am Nutzen dieses Medikaments hätten, wie Ludwig hinzufügte.[15]

Krebs ist ein komplexes Krankheitsbild. Die entarteten Zellen in unserem Körper spiegeln in gewisser Weise auch unsere materielle, naturferne Denk- und Lebensweise wider. Die Folgen einer minderwertigen Ernährung, einer zerstörten Umwelt und der Massentierhaltung werden sichtbar. Das, was sich in unseren Nahrungsmitteln an Pestiziden, Chemikalien und Konservierungsstoffen angesammelt hat, stößt an die Grenzen der menschlichen Anpassungsfähigkeit. Viele Menschen messen dem geistig-seelischen Aspekt der Erkrankung die größte Bedeutung zu. Um dem Rechnung zu tragen, wäre ein erster Schritt ein sinnvolles Zusammenwirken von Schul- und Alternativmedizin. Gemeinsam könnte man sich von veralteten und zerstörerischen Behandlungsformen lossagen und dieses Thema von Grund auf neu betrachten.

Lebensrettender Traum

Träume können einen Menschen zur Heilung führen. So war es bei Armin Schütz: Er hatte Hautkrebs, die Ärzte machten ihm keine Hoffnungen mehr. Sein Körper war übersät von Metastasen, der Kampf mit Stahl und Strahl dauerte zwei Jahre. Eine hochdosierte Chemotherapie mit ungewissem Erfolg wurde ihm noch in Aussicht gestellt. Es war nicht einmal sicher, ob er sie überleben würde. Also entschied er sich dagegen. In der darauf folgenden Nacht hatte er einen interessanten Traum: Er schweift ziellos durch die Landschaft. Im Traum ist ihm bewusst, dass irgendwo am Weg eine gefährliche Bedrohung lauert. Wie aus dem Nichts taucht ein Zug mit hoher Geschwindigkeit auf, dem er im letzten Augenblick entkommen kann. Noch im Traum spürt er eine tiefe Erleichterung und eine Stärke, sodass er das Gefühl hat, es könne ihm nun nichts mehr passieren. Sein Weg führt ihn auf eine

Treppe, und er fühlt sich, als würde er als Gast zu einem großen Fest unterwegs sein.

»Für mich war klar, aus diesem und auch anderen Träumen, aus einer inneren Sicherheit heraus, dass ich auf dem richtigen Weg bin. Und dass ich diesen Weg einfach gehen muss, weil er stimmig für mich ist«, so Schütz. Er beginnt eine alternative Therapie und setzt sich auch künstlich erzeugtem Fieber aus. Ärzte hatten beobachtet, dass sich manchmal nach schweren Infektionen mit hohem Fieber auch Krebszellen zurückentwickeln. Die Therapie ist schulmedizinisch nicht anerkannt. Mit der Unterstützung von Psychologen kümmerte er sich das erste Mal um die Bedürfnisse seiner Seele und er kam zu erstaunlichen Erkenntnissen: »Mir war klar, dass der Krebs nichts Fremdes ist, der von irgendwoher kommt, sondern der Krebs, das bin ich selbst.«

Innere Wandlung

Trotz Rückschlägen erlebte er eine innere Wandlung. Zur klassischen Medizin, die ihm keine Hoffnung mehr gab, kehrte Armin Schütz aber nicht zurück. Er vertraute der Botschaft seiner Seele. Ein zweiter, entscheidender Traum folgte. Darin musste er zwischen einem breiten, bequemen Weg und einem schmalen, schwierigen Weg, der aber eine schöne Aussicht bot, wählen. Er entschied sich für den schmalen, gefährlichen Pfad. Von da an war seine mittlerweile medizinisch geprüfte und dokumentierte Heilung nicht mehr aufzuhalten.[16]

Innere Bilder sind manchmal Anstoß zur Selbstheilung. Auch durch Hypnose kann man zu dieser Quelle der Heilung finden, die durch unseren Verstand gefiltert wurde. Es schaltet das Alltagsbewusstsein aus, der Körper fällt in einen tiefen Entspannungszustand, der Geist ist jedoch hellwach. So findet man Zugang zu seiner Seele, zu seinem »inneren Raum«. Reinkarnationstherapien oder auch der Journey-Prozess™ von Brandon Bays initiieren solche seelischen Heilungsprozesse. Immer sind es vergangene Traumata, die wieder durchlebt werden müssen, damit sie auch dauerhaft verschwinden. Der Schlüssel dazu heißt meist »Vergebung«.

Fühlt sich die Wissenschaft von solchen Vorgängen bedroht? Wohl kaum, vielmehr schließt sie solche Prozesse weitgehend noch immer aus ihrem Denken aus. Sie leugnet zum Teil immer noch jeden Zusammenhang oder wechselseitige Beeinflussung von Geist, Seele und Körper. So wie auch der Chefarzt der Städtischen Kliniken Bielefeld: »Es gibt keine Verbindung zwischen diesen Ebenen.« Der Krebs sei ein »Chamäleon«, das sich nicht darum scheren würde, was »drumherum« sei. »Der Krebs wächst weiter und weiter, egal, was man tut und welche Einstellung man hat.«[17]

Damit werden aber auch die Erkenntnisse von 40 Jahren Psychoonkologie negiert, die in eine ganz andere Richtung weisen: »Weil der Patient, verängstigt durch die ärztliche Diagnose, eine Heilung nicht mehr für möglich hält, stürzt er oft in eine Depression, ein Zustand, der die Symptome verstärkt, wie neue Untersuchungen zeigen. Die Ärzte und ihr Patient erwarten eine schrittweise Verschlechterung, und diese Voraussage trifft ein – eine sich selbst erfüllende Prophezeiung. Umgekehrt kann die Erwartung des Kranken, eine bestimmte Therapie werde ihm helfen, die Wirkung auch chemischer Medikamente verstärken.«[18]

Krebs und Ernährung

Es liegt in der Natur des Menschen, dass er ein mehr oder weniger eingeschränktes Denk- und Urteilsvermögen besitzt, auch Ärzte sind davon nicht ausgenommen. Aber muss man ein »Genie« sein, um die offenkundigen Zusammenhänge zwischen alternativen Verfahren und ihren immer wiederkehrenden Erfolgen zu erkennen? Sowenig man ein Verfahren wie die Breuß-Kur als »Allheilmittel« präsentieren kann, so fahrlässig ist ihre pauschale Ablehnung. Viele Menschen, so wie etwa Jürgen Thomar (siehe »*Den Krebs aushungern*«), verdanken ihr ihre vollständige Heilung. Ökonomisch schlägt so eine »biologische Krebstherapie« kaum zu Buche, fallen mit der Breuß-Kur doch praktisch keine Zusatzkosten an.

Da Krebs auch als Wohlstandskrankheit gilt, ist es für viele ein

»klarer Fall«, dass man durch Ernährungsumstellung und/oder intelligentes Fasten Kalorien und Gifte reduziert. Denn so schalte der Organismus auf »Energiesparmodus« und Krebszellen »sterben ab«. Dieser Prozess ist auch als »Apoptose« bzw. programmierter Zelltod bekannt. Zuerst müssen die Krebszellen »daran glauben«; warum das so ist, ist noch weitgehend unklar. Bekannt ist, dass Krebszellen, obwohl sie sich am schnellsten vermehren können, zu den »schwächsten Gliedern« im Organismus zählen. Darauf zielt ja auch die herkömmliche Chemotherapie ab.

Doch die Erforschung von nicht-konventionellen Krebstherapien, abseits von Bestrahlungen, Chemo- und Hormontherapie, liegt brach. Während es in Deutschland so gut wie keine Förderung der Erforschung alternativer Medizin gibt, werden in den USA immerhin noch etwa 100 Millionen Dollar dafür aufgewendet. Der Milliardenaufwand für pharmakologische Studien stellt aber alles in den Schatten. Dabei vergleicht man jedoch nur die verschiedenen Chemopräparate untereinander. Und ein Präparat hierunter schneidet immer besser ab – meist, so Kritiker, das des Auftraggebers. Keine Statistik kann das wiedergeben, was nicht erforscht wird. Alternative, sichtlich wirksamere und billigere Methoden sind nie Teil der Fragestellungen.

Die Macht der inneren Bilder

Krankheiten haben oft einen lebensgeschichtlichen Hintergrund. Ärzte, die ehrliches Interesse für den Menschen als Ganzes haben, versuchen, dem Patienten mit menschlicher Anteilnahme zu begegnen. Sie sind auch dazu bereit und in der Lage, die lebensgeschichtliche Bedeutung über das rein Organische hinweg zu erkennen. Erkenntnisprozesse im Zusammenwirken von Patienten, Ärzten und Heilberuflern brächten ein größeres Wissen über die inneren Zusammenhänge einer Erkrankung. Denn Menschen, die einen Zusammenhang mit ihrem Leben und einen Sinn in ihrer Krankheit sehen, haben es in der Regel leichter bei deren Überwindung. Unzählige Heilungsberichte bestätigen das – auch bei Krebs. Das Zusammenwirken des »inneren« und

»äußeren Arztes« kann daher nicht hoch genug eingeschätzt werden. Die Krankheitsentstehung ist oft mit traumatischen, manchmal jahre- und jahrzehntelangen Geschehnissen verbunden. Unerkannt und daher unverarbeitet haben sie offensichtlich einen tief greifenden Einfluss auf das Immunsystem.

Ist man einmal von Krebs genesen, hängt über vielen ein Damoklesschwert: die Möglichkeit des Rückfalls. Jeder geht mit dieser Angst anders um: »Krebs interessiert mich nicht mehr«, sagte mir ein Mann, der bereits seit 17 Jahren gesund ist. Seine Krebskrankheit hatte er bereits nach der Entlassung aus dem Krankenhaus mental abgeschlossen; er wusste, dass diese Krankheit nicht mehr zurückkommen würde. »In den Köpfen der Ärzte, aber auch denen von Verwandten und Bekannten, ist man bekanntlich immer noch krank. Bis sie die Wirklichkeit akzeptieren, dauert es Jahre. Wenn man da nicht selbst geistig stark genug ist, geht man unter. In unserer Gesellschaft läuft halt eine Angstmaschinerie, die uns die ›Todeskrankheit Krebs‹ permanent vor Augen hält.« Tatsächlich ist die Macht dieser Bilder gewaltig.

Patientenkompetenz

Auffallend ist die große innere Gewissheit vieler Geheilter, die Krankheit zu überwinden. Niemand weiß, woher diese Gewissheit kommt. Und niemand weiß im Detail, was im Körper geschieht, wenn sich ein Krebs einfach und unerwartet zurückbildet. Die Auslöser dafür sind – falls es solche gibt – vermutlich so unterschiedlich wie die Menschen selbst. Die Medizin nimmt dies leider zum Anlass, Heilung als Zufall abzutun, denn schon manch einer hat seinen Krebs verloren, indem er einfach den Dingen seinen Lauf gelassen hat. Andere arbeiten an ihrem seelischen Heilungsprozess, und siehe da: Die Tumore wachsen nicht mehr weiter! Manche schrumpfen oder verschwinden unerklärlicherweise vollkommen, selten über Nacht, aber im Laufe der Zeit. Geduld und Glaube, dass es möglich ist, sind für die meisten Patienten noch schwer aufzubringen. Ebenso die Selbstdisziplin, um neue Erkenntnisse und Lebensweisen im Alltag umzusetzen. So zynisch es klingen mag: Für die meisten ist es noch immer einfacher, eine Behandlung mit Chemotherapie zu machen, als das Leben zu ändern. Leider werden sie von manchen Ärzten in dieser fatalen Einstellung noch bestärkt.

Prof. Dr. Gerd Nagel, selbst Onkologe, hat seinen Blutkrebs besiegt und ist heute Leiter der *Stiftung Patientenkompetenz* in Zürich. Seine Erfahrungen als Arzt und Patient haben ihn geprägt: »Man muss das hinausposaunen, dass das im Grunde genommen ein Skandal ist, wie wenig sich das Gesundheitswesen um den kompetenten Patienten kümmert. Es wird das finanziert, was die Krankheitstherapie anbelangt, aber was die Patientenkompetenz fördert, wird außerhalb der Rehabilitationsmedizin nicht finanziert. Und diese Form der Beratungen ist sicher eine Zukunftsleistung im Gesundheitswesen. Und es wird kommen, dass derartige Beratungen von den Kassen bezahlt werden müssen. Das fordert einfach unsere Gesellschaft, und solange ich lebe, werde ich das auch vehement fordern.[19]

Kein autonomes Geschehen

In Hinblick auf all diese eigentlich weithin bekannten Zusammenhänge ist Krebs wohl kaum ein autonomes Geschehen, welches der Betreffende nicht beeinflussen könnte. Ein unerwartet Geheilter muss allerdings damit leben können, dass Ärzte von den Umständen seiner Heilung nichts wissen wollen. Viele Gesundete beklagen das diesbezügliche Desinteresse, auch große Heilungen sind davon nicht ausgenommen. Schwester Huberta Rohrmoser hatte Brustkrebs mit Lungenmetastasen, bei Erhard Freitag und Edeltraud Haischberger wucherte ein Krebs im Endstadium. Was ihnen und vielen anderen gemein ist: dass ihnen die Ärzte nur noch einige Monate zu leben gaben. Nun: Die Genannten erfreuen sich seit Jahren und Jahrzehnten bester Gesundheit.[20] Kaum einer der behandelnden Ärzte wollte sich mit ihren Heilungswegen konfrontieren.

»Spontanremissionen« und unerklärliche Rückbildungen von Krebs sind viel häufiger, als gemeinhin zugegeben wird. Gesundete

Krebspatienten haben meist viel für ihre Heilung getan: Sie haben Visualisierungen durchgeführt und die Krebszellen mit bildhaften Vorstellungen bekämpft. Körperliche Übungen verhalfen ihnen zur größeren Harmonisierung von Geist und Körper. Sie erkannten die Bedeutung der Ernährung und haben hier eine Umstellung vorgenommen. Die meisten fanden zu einem verständnisvollen Arzt oder Heiler und wandten sich alternativen Methoden zu, die nicht gleich von einem »Unheilbar« ausgingen. Viele erlebten einen tiefen Bewusstseinswandel durch religiöse oder sonstige tief gehende kathartische Erlebnisse.

Dies alles spielt im Denken der »modernen« Onkologie keine oder nur eine untergeordnete Rolle. Es findet keinen Eingang ins Medizinstudium, Studenten nehmen davon nichts ins Berufsleben mit. Schon manch renommierter Professor verlautbarte nach einer nicht für möglich gehaltenen Heilung: »Dann war's halt doch die Chemo, wenn's nicht überhaupt eine Fehldiagnose war.«

HEILUNG VON MULTIPLER SKLEROSE

Von Zeit zu Zeit seien solche Krankheiten,
tatsächliche oder nicht,
wie er sich ausdrückte, notwendig,
um sich jene Gedanken machen zu können,
zu welchen der Mensch ohne eine solche
zeitweise Krankheit nicht komme. (...)
Der Kranke ist der Hellsichtige,
keinem anderen ist das Weltbild klarer.
Thomas Bernhard, »Der Atem«

MS – MACH'S SELBST

»Ich war zutiefst schockiert und konnte mir tagelang nicht vorstellen, dass ausgerechnet ich so etwas Schlimmes bekommen könnte«, sagt *Christina Kirchmann*. Von einem Tag zum anderen war sie von einer gesunden Frau zu einer »unheilbar schwerkranken Frau, die von Behinderung bedroht ist« geworden.

Am 1. Mai 2000 wachte sie auf und sah alles doppelt. Einige Tage später erhielt sie die Diagnose »*Multiple Sklerose*«. Zu weiteren Tests und zur Kortisonbehandlung wurde sie in die Neurologie eingewiesen. Damals war sie 39.

Tief in ihrem Inneren wusste sie schon vor der Diagnose, worum es sich handeln könnte. Da war der schleichende Beginn der Krankheit: gelegentliche Beinschwäche und Fußkribbeln, Seh- und Gehstörungen und zuletzt Empfindungsstörungen in einer Wange. Ein tiefes Gefühl der Ungerechtigkeit überkam sie: »Nach einem Leben mit viel innerem Leid ging es mir dank einer Psychotherapie so gut wie noch nie zuvor. Und dann das!« Anfangs war sie überzeugt davon, dass diese Krankheit bis an ihr Lebensende eine seelische Belastung, »eine dunkle Wolke« darstellen würde.

»Doch bald schon reifte in mir die Erkenntnis, dass ich Verantwortung für mich übernehmen muss, um eine Heilung zu erreichen«, sagt Frau Kirchmann. Die Ärzte erklärten, dass MS-Schübe plötzlich und ohne erkennbare Ursache auftreten. Bald entwickelte sie aber eine Vorstellung davon, wie man durch seine Lebensweise auf den Verlauf der Krankheit Einfluss nehmen könnte.

In den einsamen nächtlichen Stunden in der Klinik war die Angst vor möglichen zukünftigen Behinderungen noch groß. Die Ärzte nahmen sich kein Blatt vor den Mund. Im schlimmsten Fall könnte sie bald im Rollstuhl sitzen. So war auch der erste Monat nach der Diagnose eine »Berg- und Talfahrt voller intensiver Emotionen«. Halt gaben ihr vor allem ihre Berufstätigkeit und ihre sozialen Kontakte. Ihren lange gebuchten Urlaub Ende Mai verbrachte sie auf Elba, wo sie einen »Schub« in Form von Fußkribbeln bekam. Zurück zu Hause folgten fünftägige Kortisoninfusionen. Das Symptom verschwand jedoch nicht, ihre körperliche Schwäche nahm in ungewohntem Ausmaß zu.

Selbstverantwortung

Bald schon wurde sie von der Neurologin vor die Entscheidung gestellt, ob sie sich regelmäßig »Interferone« zur Schubprophylaxe spritzen lassen wolle oder nicht. Interferone sind sogenannte »Immunmodulatoren«, sie verändern die Immunantwort des Körpers und werden seit einigen Jahren zur Langzeitbehandlung der MS eingesetzt. »Es handelt sich um Medikamente mit starken Nebenwirkungen, zum Beispiel treten gerade in der Anfangsphase häufig grippeähnliche Symptome auf. Die Langzeitnebenwirkungen sind noch nicht erforscht. Die schulmedizinische Empfehlung ist, möglichst bald nach Ausbruch der Krankheit mit der Interferongabe zu beginnen«, erklärt Kirchmann.

Die Belastung war groß: Wie konnte sie eine für ihre Zukunft verantwortungsvolle und stimmige Entscheidung treffen? Würde sie eine Ablehnung der Therapie später einmal bereuen? »Ich glaubte, dass sich eine Dauermedikation negativ auf meine Selbstheilungskräfte auswirken könnte, und hatte das Gefühl, dass ich mich bei der Einnahme eines derartig starken Medikamentes erst richtig krank fühlen würde.

Ich wollte mir unbedingt meine Freiheit erhalten«, sagt sie. Ihre Angst vor bleibenden körperlichen Beeinträchtigungen war zwar groß, aber ihre »innere Stimme« sprach sich gegen das Interferon aus.

In dieser schwierigen Zeit beschloss sie, für einige Zeit Urlaub von der Krankheit zu machen. Sie wollte wieder zu Kräften kommen. Die folgenschwere Entscheidung – Interferon ja oder nein – wollte sie erst dann treffen, wenn es ihr auch psychisch wieder besser ging und sie einen ausreichenden inneren Abstand zu diesem Thema hatte. Ende Juli meinte dann überraschenderweise auch die Neurologin, dass man mit der Interferongabe noch abwarten sollte. Die Langzeitnebenwirkungen seien noch zu unklar und zudem könnten die entzündlichen Prozesse im Gehirn auch von selber wieder zurückgehen. Die augenärztliche Untersuchung zeigte anschließend, dass der für die Doppelbilder verantwortliche Augenmuskelnerv wieder voll intakt war. Die Füße kribbelten zwar noch, dennoch wollte sie den Sommer – ohne Interferon – genießen.

Der Weg hinaus

Mit Unterstützung einer Psychotherapeutin entwickelte Frau Kirchmann eine »subjektive Krankheitstheorie«. Wenn sie die Ursachen ihrer Erkrankung erkennen könnte, wäre das auch der erste Schritt zum Ausweg aus der MS, so ihre Überzeugung. Irgendwie war ihr schon klar, dass diese Krankheit zu ihr »passt«.

Das Thema »Stress« zieht sich durch ihr ganzes Leben – von Anfang an. »Schon im Mutterleib muss ich unter Stress gestanden haben«, glaubt Kirchmann. Die Kriegstraumatisierungen von Großeltern und Eltern hätten Auswirkungen auf die Nachkommen gehabt. Die Ehe der Eltern war schon vor der Geburt »in einer desolaten Verfassung«, ihre Eltern trennten sich erst, als sie schon erwachsen war. Die Mutter war während ihrer Schwangerschaft zusätzlich traumatisiert durch den Verlust eines Kindes. »Meine Kindheit war geprägt von körperlichen Gewalttätigkeiten durch den Vater. Meine früheste Kindheitserinnerung ist, wie er mir mit einem Plastiklineal auf das nackte Gesäß

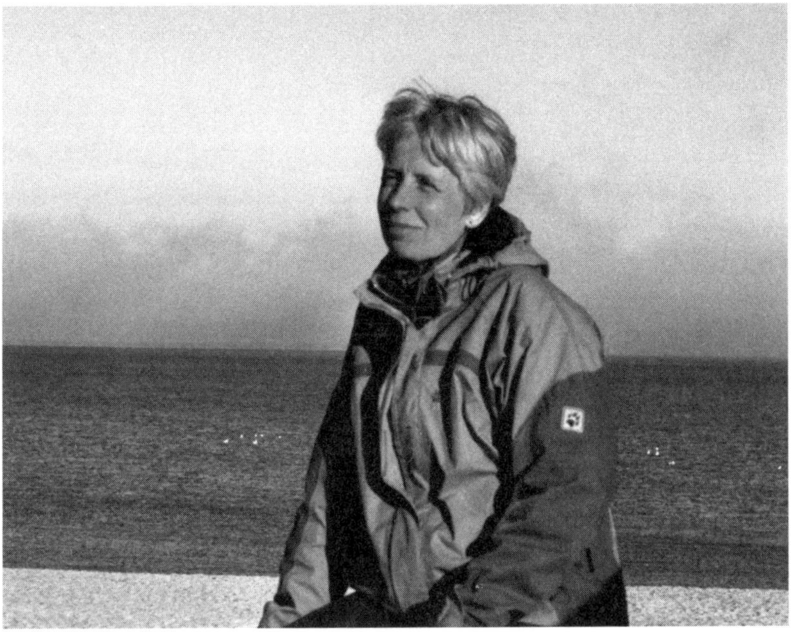

© Privat

Christina Kirchmann

schlug. Ständig lebte ich in Angst vor seinen Wutausbrüchen und Verfolgungen. Hinzu kamen sexuelle Übergriffe innerhalb der Familie«, sagt Kirchmann.

Seit ihrem zwölften Lebensjahr litt Kirchmann unter einer Allergie gegen Hausstaub, Katzen und Pferde. Die Ursachen seien nicht nur in der Vererbung zu suchen – ihr Vater und ihr Bruder waren Pollenallergiker –, sondern auch in ihren belastenden Kindheitserfahrungen, ist sie überzeugt. Die hätten dazu beigetragen, dass ihr Immunsystem entglitten war. Zudem stritten sich ihre Eltern fast jeden Abend, irgendwann begann sie dann zu stottern, wodurch sie sich in der Schule zunehmend isoliert fühlte. »Diese allergische Erkrankung war meines Erachtens der Vorgänger meiner späteren MS-Erkrankung. In dem einen Fall reagiert das Immunsystem übermäßig auf körpereigenes Gewebe, im anderen auf harmlose Substanzen wie Hausstaub«, sagt sie.

Heilung der »Schnupfenallergie«

Die allergischen Symptome, die sich in Form von Dauerschnupfen zeigten, verschwanden nach einer Eigenblutbehandlung bei einer Heilpraktikerin. Das war in den Jahren 1992/93 – damals war sie Anfang 30. »Später las ich einmal, dass man eine Allergie nicht kurieren sollte, wenn der psychische Grundkonflikt nicht gelöst ist. Man laufe Gefahr, dass sich der Konflikt weiter in einer anderen Form Ausdruck verschaffen will, zum Beispiel durch eine Autoimmunerkrankung«, sagt Frau Kirchmann. In den Jahren bis 1998 hatte sie manchmal vorübergehende Symptome, wie Fußkribbeln oder Beinschwäche – möglicherweise schon neurologische Krankheitsanzeichen.

Anfang 1999 beendete sie ihr Studium zur Diplom-Sozialpädagogin. Ihre innere Stimme sagte ihr »sehr deutlich«, dass sie sich nun unbedingt eine längere Erholungspause gönnen sollte. »Stattdessen begann ich sofort mit meiner Arbeit in einer sozialen Einrichtung. Es war zwar mein Traum, dort zu arbeiten, nur konnte mein Körper, der ja eine Ruhepause verlangte, dem immensen Stress nicht standhalten. Der Preis dafür war der Ausbruch meiner MS wenige Wochen nach Beginn meiner Tätigkeit«, erzählt sie. Gelegentliche Sehstörungen und eine gewisse Beinschwäche konnte sie damals noch nicht miteinander in Verbindung bringen. Die Symptome waren ja irgendwann auch wieder verschwunden. Im Mai 2000 waren sie wieder da.

Das Stressreaktionsmuster

»Mir war sehr schnell klar, dass der Ausbruch einer Autoimmunerkrankung in mein Stressreaktionsmuster passt. Aufgrund meiner traumatischen Gewalterfahrungen in der Kindheit entwickelte ich meine Überlebensstrategie, bei der ich meine Gefühle abgespalten habe. So hatte ich den Zugang zu meinen Emotionen verloren«, so Kirchmann.

Zum Teil spürte sie ihre traumatische Wut »energetisch« – durch Bauchschmerzen oder durch »Energieverluste«. Immer wieder tauchten gewalttätige Bilder als Ersatz für das Wutgefühl auf. »So kam ich zu der Ansicht, dass sich quasi die Wut in meinem Kopf niedergelassen hat und sich dort entzündete – statt im Außen. Es tauchte auch ein Bild in mir auf: Die Wut sitzt dabei als roter Schwamm auf meinem Myelin, der Schutzschicht meiner Nervenstränge«, erzählt sie.

Gemeinsam mit ihrer Psychotherapeutin entwickelte sie ein »Konzept« der MS-Schübe, die ihrer Meinung nach die seelischen Abläufe ihrer Gewalterfahrungen spiegelten: Fehlgesteuerte Abwehrzellen attackieren körpereigenes Gewebe des Gehirns bzw. des Rückenmarks. Eine sogenannte »Antigen-Antikörper-Reaktion« findet statt. Die Fehlsteuerung der Abwehrzellen entspreche somit der psychischen Identifikation mit dem Aggressor. Die Abläufe stellten den Versuch dar, die Wutproblematik auf der körperlichen Ebene zu lösen. »Eine Bestätigung meiner Krankheitstheorie fand ich durch die Beschäftigung mit der neurobiologischen Forschung«, so Kirchmann. Auch für Laien anschaulich und interessant dargestellt fände sich dies etwa in einem Buch von *Joachim Bauer*.

Das Gedächtnis des Körpers

Laut dem deutschen Arzt, Neurobiologen und Psychosomatiker Joachim Bauer können Traumaerfahrungen einen dramatischen Einfluss bei einer Reihe von Krankheiten haben. Diese traumatischen Beziehungserfahrungen schon in der Kindheit haben nicht nur schwere seelische Auswirkungen, sondern verändern auch neurobiologische Strukturen und die Regulation von Genen im Bereich der »Stressachse«. Stress aktiviert einerseits eine Reihe von Genen, gleichzeitig werden aber andere Gene in ihrer Aktivität herabreguliert. Bauer führt aus, dass über längere Zeit erhöhte Cortisol-Werte, wie sie beim Menschen unter seelischer Belastung auftreten, den Nervenzellen des Gehirns an entscheidenden Stellen erheblichen Schaden zufügen können.[21]

Heilungsarbeit

»Ich wollte aktiv sein, suchte Informationen und meinen Heilungsweg. Diese ›Entdeckungsreise‹ begeisterte mich und brachte mir immer wieder Energie«, sagt Kirchmann.

Im Sommer 2000 war sie bei ihrer Psychotherapeutin, da ein bereits seit drei Monaten anhaltendes Kribbeln in den Füßen nicht verschwand. Die Therapeutin, die kurz vorher ihre »Heilkraft« entdeckt hatte, umfasste minutenlang ihre Füße, wobei Kirchmann plötzlich eine »Unmenge an Energie« durch ihre Beine strömen fühlte. Das Kribbeln war sofort weg. »Es erschien mir unfassbar – wie ein Wunder«, sagt sie. Das Kribbeln kam auch nicht wieder. Sie brauche heute nur an dieses Erlebnis zu denken, so werde ihr rechter Fuß ganz heiß. Dieses besondere Erlebnis stärkte sie in ihrer Auffassung, dass das »Wunder der Heilung« auch bei einer aus schulmedizinischer Sicht unheilbaren Krankheit möglich sein musste. »Ich fasste den Mut, mich auf die Suche nach meinem eigenen Heilungsweg zu begeben, was auch immer ›Heilung‹ dann konkret bedeuten würde.«

Heilende Hände

Die Arbeit mit der Therapeutin ging weiter. Wenn sie ihre Hände auflegte – auf Kopf und Augen, an Milz, Nebennieren, Rückenmark oder den Füßen –, konnte Frau K. regelmäßig eine »heilsame Wärme« spüren. Gab es Entzündungsherde, konnten sie durch die Hände immer richtig lokalisiert werden, was durch radiologische Untersuchungen, denen sie damals noch zugestimmt hatte, bestätigt wurde.

In den ersten drei Jahren nahm sie bei »Schüben« auch Kortison ein, das die Symptome – außer bei dem Fußkribbeln – deutlich besserte und die Arbeitsfähigkeit binnen weniger Tage wieder herstellte. »Später erst habe ich gelesen, dass Kortison zwar oft kurzfristig hilft, indem es die Entzündung massiv unterdrückt, langfristig den Krankheitsverlauf aber in keiner Weise positiv beeinflusst. Erschwerend kommt hinzu, dass es schwere Nebenwirkungen mit sich bringt, auch wenn es von mir scheinbar gut vertragen wurde«, meint Kirchmann.

In den Jahren 2003 bis 2007 blieb sie völlig ohne MS-Symptome. Traten in den Jahren darauf vereinzelt nach Überlastungen Entzündungsprozesse auf, so bildeten sie sich rasch mithilfe ihrer Therapeutin zurück. Medikamente nahm sie nie mehr. »Ein Physiotherapeut war im Jahr 2008 sehr überrascht, als ich nach einem einer starken Überlastung folgenden Schub schon nach einer Woche wieder problemlos gehen konnte, denn er hatte mir vorher wochenlange Gehstörungen prognostiziert«, erzählt Frau Kirchmann.

Im Jahr 2010 hatte sie eine Zeit lang Entzündungen im Rückenmark, verbunden mit einer Beinschwäche. »Wissenschaftliche Erkenntnisse haben ergeben, dass ein Mangel an Vitamin D zu Nervenleitungsstörungen führen kann«, sagt sie. Einige Tage, nachdem sie begonnen hatte, Vitamin-D-Tabletten einzunehmen, verschwanden Symptome wie Beinzucken und -schwäche. Auch die Rückenmarksentzündungen gingen weg und sind bisher nicht mehr aufgetreten.

Schubauslöser finden

»Laut schulmedizinischem Standard – und so sagte es mir auch meine Neurologin – könnten Schübe jederzeit, ohne erkennbare Ursache, auftreten. Das stand aber im Gegensatz zu meiner Lebenserfahrung, da sie bei mir immer durch Stressfaktoren ausgelöst wurden«, sagt Kirchmann. »Wenn mein vegetatives Nervensystem durch – vor allem körperliche – Anstrengungen überlastet ist, reagiert mein zentrales Nervensystem schnell mit Entzündungen.« Ihre Ansichten wurden mittlerweile schon bestätigt. »Auf der Homepage eines Pharmaunternehmens werden jetzt MS-Patienten darauf hingewiesen, dass Stressfaktoren Auslöser für Schübe sein können.«

Arbeiten an der Wut

»Eines meiner wichtigsten Therapieziele – und das schon lange vor der MS-Diagnose – war es, mir die Energie und Macht meiner Wut wieder zugänglich zu machen und sie zu integrieren. Gemeinsam mit meiner Therapeutin kam ich zu der Überzeugung, dass die Krankheit eines Tages überflüssig sein würde, wenn es mir gelingt, meine psychischen Grundkonflikte zu lösen«, so Kirchmann. Der Prozess sei aber nicht leicht und könne nur mit großer Geduld in vielen kleinen Schritten bewältigt werden.

Sich mit schulmedizinischer Standardliteratur zu beschäftigen, gab sie schon bald nach der Diagnose auf, denn das war eindeutig kontraproduktiv. »Besonders die statistischen Aussagen über Wahrscheinlichkeiten und die Schilderung von Behinderungen empfand ich angstfördernd und deswegen ungeeignet für mich«, sagt sie. Da las sie lieber aufbauende Literatur über die »Kraft des positiven Denkens« oder die »Imagination als heilende Kraft«.

Heilungsimaginationen

Sie machte erste Erfahrungen mit der eigenen Vorstellungskraft: »Als Einstieg besorgte ich mir leihweise ein Hirnmodell aus Plastik. Daran konnte man genau erkennen, wo sich laut Untersuchungen meine geschädigten Nervenregionen befanden. Ich stellte mir dann in einer Meditation vor, wie ich mein Myelin, die Nervenschutzschicht, gezielt selber heile und gleichzeitig die Blut-Hirn-Schranke, die das Gehirn vor schädlichen Einflüssen schützt, stärke. Längere Zeit machte ich auch eine Übung, mit der ich das Klonen der fehlgeleiteten Immunzellen in der Milz, die ja Auslöser von Schüben sind, zum Stillstand bringen wollte. Für diese Rituale nahm ich mir täglich 20 bis 30 Minuten Zeit. Ich achtete darauf, dass ich mich gut darauf konzentrieren konnte und ein Gefühl der Liebe für meine erkrankten Körperregionen entwickelte. Durch diese Aufmerksamkeit kam es in den entsprechenden Körperregionen zu einer Wärmeentwicklung. Diese Selbstheilungsaktivitäten erlebte ich als sehr stärkend, sie reduzierten meine Angst vor Schüben und Behinderungen«, erzählt Kirchmann. Die Ergebnisse aus der modernen Hirnforschung würden ihre Annahmen bestätigen: Entspannungstechniken sowie aktive Visualisierungen könnten die Funktion des Immunsystems aktivieren, die Cortisol-Produktion verlangsamen und den Körper wieder ins Gleichgewicht bringen.

Nun lernte sie Menschen mit ähnlichen Erfahrungen kennen. Menschen, die schon lange mit der Diagnose lebten und denen es recht gut ging. MS werde ja deswegen die »Krankheit der 1000 Gesichter« genannt, weil alle Menschen unterschiedlich damit umgingen. »Ich erfuhr im Laufe der Zeit immer mehr von Menschen, bei denen nie oder selten Behinderungen auftraten. Diese Menschen erscheinen selten oder nie in neurologischen Praxen, sie sind entweder schubfrei oder wenden sich der Alternativmedizin zu«, weiß Kirchmann.

Sie lernte und praktizierte Heilungsaffirmationen: »Ich bin stark. Ich bleibe gesund.« »Diese Art zu denken brachte mir eine Menge an heilsamer Lebenskraft. Dadurch erlebte ich mich als handlungsfähig und machtvoll gegenüber einer bedrohlich wirkenden Krankheit«, sagt sie.

Auch »Selbstfürsorge« war Teil ihrer Heilungsarbeit. Dazu gehören genügend Schlaf und möglichst gesunde Ernährung, die Reduktion der Stressfaktoren und der Arbeitsbelastung: »Solange ich gut für mich sorge, habe ich keine Angst vor etwaigen Folgen der Krankheit.«

Eine dreijährige Atem- und Stimmtherapie konnte körperliche Blockaden auflösen. Im Herbst 2003 begann sie mit der »Heileurythmie«. Dabei handelt es sich um eine ganzheitliche Bewegungstherapie aus der anthroposophischen Medizin. Gezielte, harmonische Bewegungsübungen bringen die körperliche, seelische und geistige Ebene in ein gesundes Gleichgewicht und beeinflussen dadurch das menschliche Organsystem. »Das macht mir einerseits große Freude, andererseits komme ich dadurch in ein inneres Gleichgewicht in einem bisher ungeahnten Ausmaß und innere Blockaden lösen sich auf«, erzählt Kirchmann.

»Mit der Zeit kam ich zur Erkenntnis, dass meine Zweifel an der schulmedizinischen These, dass ein MS-Schub in jedem Fall überraschend käme, berechtigt waren. Diese Erkenntnis war sehr wichtig und für mich wegweisend«, sagt sie.

Eine neurologische Behandlung hat sie nie wieder in Anspruch genommen, auch die Kontrolluntersuchungen hat sie sich »erspart«. »Wichtiger als Messwerte ist mir mein Gefühl, das mir sagt: Mein Körper ist intakt!«

Das Wichtigste: Bewältigung der Angst

»Meine Angst vor Behinderung und Tod peinigten mich häufig«, sagt sie nachdenklich. Auf der anderen Seite tauchte immer wieder eine Todessehnsucht auf, worauf sie stets mit Panik reagierte. »Aber wenn man sich der Angst vor dem Tod stellt, weicht sie einer großen Lebenslust.« Die Bewältigung ihrer Angst sei ein dreijähriger Prozess mit vielen Fort- und Rückschritten gewesen, die Phasen der Angst wechselten sich mit Zeiten des Vertrauens ab.

»Die Bilder, die zu dieser Krankheit in der Öffentlichkeit kursieren, sind sehr belastend. Viele Menschen denken, dass man schnell im Rollstuhl oder als Pflegefall endet. Auch die Neurologin schreckte nicht davor zurück, mir die ihres Erachtens zwangsläufige Pflegebedürftigkeit detailliert vor Augen zu führen. Es wirkte auf mich wie ein gezieltes Angstmachen, damit ich mich zur Medikamenteneinnahme bereit erkläre«, so Kirchmann.

Im Laufe der Zeit wurde ihr klar, dass sie ihre »persönliche MS-Realität« von den schrecklichen Bildern, die in der Öffentlichkeit kursieren, unbedingt trennen müsse. Sie erkannte, dass sie sich der »starken, lähmenden Macht« dieser Bilder auch entziehen kann.

»Als Gegengewicht zur Angst entwickelte ich immer mehr Vertrauen in mich und das Leben und meine eigene Handlungsfähigkeit. Vertrauen aber auch in andere Menschen und – last but not least – in die ›göttliche Kraft‹«, sagt sie.

Als die Angst die Macht über ihre Seele verloren hatte und das Vertrauen sich in ihr festigte, verlor die Krankheit auch die Macht über ihren Körper. »Ich habe keine körperlichen Einschränkungen und fühle mich auch in keiner Weise krank. Ich denke auch selten an MS und lebe mein Leben. Morgens wache ich mit großer Dankbarkeit auf. Dankbar bin ich auch für alles, was ich durch die Bewältigung der Krankheit erfahren durfte. Der Weg ist zwar hart gewesen, aber er hat sich gelohnt.«

Die Schulmedizin sieht sie nach den beschriebenen negativen Erfahrungen sehr kritisch. »Mir wurde schnell klar, dass ich von dort keine Hilfe erwarten durfte, und ich lernte, dass MS heißt: ›Mach's selbst!‹« Sie erwartet von den Neurologen, dass diese nicht mit Angst arbeiten, um eine Verordnung ihrer Medikamente durchzusetzen. Sie sollten stattdessen darauf hinweisen, dass sich viele Schübe gut zurückbilden, auch ohne Medikamente, und dass es viele MS-Betroffene mit gutem Verlauf gibt. Zudem wünscht sie sich ausreichend Aufklärung über die empfohlenen Medikamente mit dem Hinweis, dass diese in der Fachwelt durchaus umstritten sind. Gleichzeitig sollten die Ärzte auf die Erkenntnisse der Neurowissenschaften, auf mentale Methoden und auf das Prüfen des Vitamin-D-Spiegels hinweisen.

»Unbedingt sollten Neurologen Stress als möglichen Schubauslöser nennen und darüber aufklären, dass Änderungen des Lebensstils häufig positive Auswirkungen auf den Verlauf haben«, fordert Kirchmann. Ein derartiges Verhalten ihrer Neurologin hätte ihr sehr viel unnötige Angst erspart.

Ärzte schütten Medikamente, von denen sie wenig wissen,
in menschliche Körper, um Krankheiten zu behandeln,
von denen sie gar nichts wissen.
Voltaire

DER KILLERINSTINKT

Dr. Brigitte Lang hat sich von *Multipler Sklerose* geheilt. Die resolute Dame hat fünf Staatsexamen und steht als Dozentin für Fachenglisch voll im Berufsleben. Sie unterrichtet angehende Wirtschaftsjuristen, Elektro- und Telekommunikationstechniker. Abends trifft man sie im Fitnesscenter.

Die Symptome fingen im Jahr 1994 und – so wie bei den meisten MS-Patienten – recht unspezifisch an: Kopfschmerzen, Schwindel und Probleme mit der Atmung. Sie fühlte sich »schlapp«, und wenn sie auf der rechten Seite lag, bekam sie keine Luft mehr. »Das hat mich natürlich sehr beunruhigt«, erzählt sie. Noch dazu ließ die Sehkraft des rechten Auges rapide nach, durch den »Schwankschwindel« konnte sie nicht mehr normal gehen. Die größte Unsicherheit verursachte das Treppensteigen, vor allem die Stiege hinunter. Sie ging zum Arzt, der ihr Psychopharmaka verschreiben wollte. »Bei Frauen in Ihrem Alter kommt so was öfter vor«, meinte er. Verärgert verließ sie die Praxis, denn sie wusste, dass das Unsinn war. Auch ohne Medizinstudium.

Ärztemarathon

Fast zwei Jahre lang dauerte ihre Odyssee von einem Arzt zum anderen, aber keiner konnte ihr helfen. Dann endlich saß sie bei ihrem »Lebensretter«, wie sie ihn heute bezeichnet. Ein Arzt mit umfassender Ausbildung in Naturheilkunde, Sozialmedizin, Psychiatrie, Homöopathie und Neurologie. Seine Überweisung ins Krankenhaus führte das erste Mal zu gründlichen Untersuchungen. Durch eine Kernspintomografie wurde der Verdacht auf Multiple Sklerose bestätigt.

»Ich war natürlich entsetzt«, erinnert sich Lang. Was sollte sie tun? »Im Krankenhaus haben sie mir eine Behandlung mit Kortison angeboten, die ich aber dankend abgelehnt habe.« Ihr Arzt und »Lebensretter« arbeitete vorerst homöopathisch mit ihr. »Die homöopathischen Mittel haben mich ganz ordentlich über Wasser gehalten«, sagt sie. Statt Kortison samt seinen schädlichen Nebenwirkungen trank sie über längere Zeit eine bestimmte Teemischung (*siehe S. 88*), die ihr Immunsystem wieder auf Vordermann bringen sollte. Zusätzlich nahm sie zahlreiche Enzyme zu sich, denn die spielen eine zentrale Rolle im Stoffwechsel eines Organismus, weiß Lang. So gut wie jede biochemische Reaktion wird von Enzymen bewerkstelligt. Dann standen verstärkt entzündungshemmende Nahrungsmittel, wie etwa Knoblauch oder Zwiebeln, auf dem Speiseplan. Die Ernährung wurde dauerhaft umgestellt. Vor allem Lebensmittel, die eine Übersäuerung begünstigen – wie etwa Fleisch oder Zucker –, wurden gestrichen.

Die Erreger

Im nächsten Schritt wurde auf Veranlassung ihres Arztes eine »neurotrope Erregersuche« durchgeführt. Damit fahndet man nach Viren oder Bakterien, die einen schädlichen Einfluss auf das Nervensystem haben. Tatsächlich fand man im Labor Chlamydien – Bakterien, die sich innerhalb einer Zelle ansiedeln und gegen die man mit einem Antibiotikum nicht ankommt. Bei Frau Lang saßen sie in der Lunge.

»Nach dem Studium von sehr vielen Befunden von Betroffenen ist mir vollkommen klar, dass bei MS immer in gehäuftem Ausmaß schädliche Viren oder Bakterien vorhanden sind«, sagt Lang. 30 verschiedene solcher unangenehmer Zeitgenossen habe sie ausgemacht. Es reichen schon ein oder zwei dieser »Drecksviecher« aus, um einem das Leben zur Hölle zu machen – Frau Lang bringt die Dinge gerne auf den Punkt. Streptokokken, Staphylokokken, Herpesviren, Borrelien etc. gehören dazu. Auch Chlamydien könnten sich in jedem Organ ansiedeln, wo sie dann direkt in der Zelle »wie die Made im Speck« lebten. »Und leider auch im Nervensystem«, sagt Lang.

Tod durch Blausäure

Nun mussten diese »unangenehmen Mitbewohner« also beseitigt werden. Ihr Mittel der Wahl war Blausäure, auch bekannt unter dem Namen Cyanid. Diese Substanz ist natürlicherweise enthalten in Zitronen- oder Orangenkernen, in bitteren Aprikosen- und Mandelkernen. Über zwei Monate hinweg zerkaute Frau Lang Aprikosen-Kerne – 15 Stück pro Tag. Eine Therapie, auf die sie selbst gekommen ist.

»Diese Kerne sind Breitbandkiller«, erklärt Lang. Viren, Bakterien, alles, was nicht in die Zellen gehört, werde durch diese Naturmittel zerstört. Diese »Leichen« – gemeint sind die abgestorbenen Bakterien – müssen aber aus dem Körper abtransportiert werden. Darum solle man auch viel trinken, am besten hochwertiges Wasser. »Diese Giftstoffe kann man ja nicht im Körper belassen, das Zeug muss ausgespült werden.« Bei Normalgewicht genüge es, dreimal am Tag fünf Stück zu zerkauen. Die zerkauten Kerne sollte man etwa zehn Sekunden im Mund behalten und sie dann mit Wasser oder auch Tee hinunterspülen.

»Die Leute schrecken sich, wenn sie das Wort Blausäure hören, aber es kommt auf die Dosis an«, sagt Lang. In der Literatur gehe man »fälschlicherweise« nämlich davon aus, dass 40 Kerne pro Tag einer tödlichen Dosis entsprechen. »Das ist aber ein tolles Antibiotikum, ich habe immer eine Tüte Aprikosenkerne im Haus«, erklärt sie. Zusätzlich nahm sie Nosoden – das sind aus Krankheitserregern hergestellte, homöopathisch verdünnte Mittel – ein. Damit wurde nun das Immunsystem wieder aktiviert. »Diese Nosoden helfen dem Immunsystem, die Krankheitserreger aufzuspüren und zu eliminieren. Während der Therapie ist man sehr ruhebedürftig«, sagt Lang.

Nach etwa sechs Monaten erfolgte der nächste Laborbefund. Das Ergebnis war hocherfreulich: Die Chlamydien waren weg. Die Aktivie-

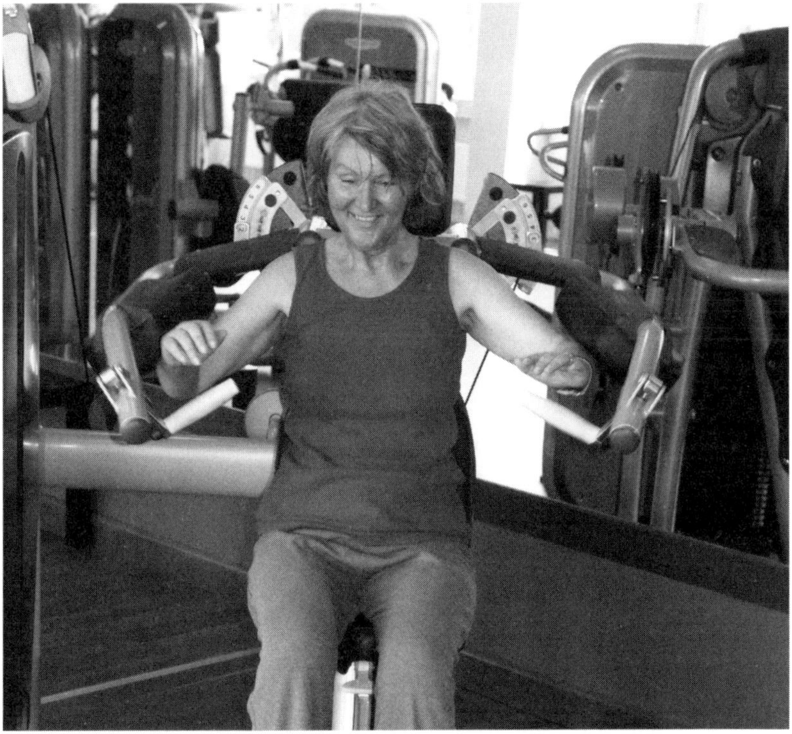
© Privat

Dr. Brigitte Lang

rung des Immunsystems in Kombination mit dem gründlichen Zerkauen von bitteren Aprikosenkernen hatte durchschlagenden Erfolg. »Aber natürlich gehören auch Glaube, Disziplin und Durchhaltevermögen dazu«, sagt Frau Lang.

Heilung der Nerven

Die Chlamydien waren beseitigt, aber die neurologischen Schäden noch nicht. Die wurden neuerlich einer homöopathischen Behandlung zugeführt, und zwar mit der »Nosode der Hundestaupe«. Der Name des entsprechenden homöopathischen Mittels ist Distemperinum D 200. Diese dockt durch eine ähnliche Molekularstruktur genau an die menschlichen Myelinscheiden (Isolierschicht der Nervenzellen) an. »Zuerst konnte ich das gar nicht glauben, denn ich wusste wirklich nicht, was die Hundestaupe mit mir zu tun hat«, lacht Lang.

Ungefähr sechs Jahre lang hat sie das homöopathische Mittel einmal in der Woche eingenommen. Die Schäden an den Nerven sind sukzessive verschwunden. Nun ist sie wieder vollständig hergestellt und leistungsfähig, sie sieht wieder einwandfrei und auch der Schwindel ist weg. Viel habe sie ihrem Arzt zu verdanken. »Er ist sehr erfinderisch und einer, der nicht nachgibt.« Wenn er etwas nicht weiß, sagt er das auch. Ein wohltuender Unterschied zu manch anderen Neurologen, die »einem bei MS nur Kortison oder Interferone einpfeifen wollen. Mittlerweile bekommt er mich aber gar nicht mehr zu Gesicht, weil mir ja nichts fehlt, und wenn mir nichts fehlt, gehe ich nicht zum Arzt.«

Heilungsprozess

»Von heute auf morgen geht eine Heilung aber natürlich nicht«, sagt Lang. Ihr Heilungsprozess dauerte fast sieben Jahre lang. Davon, was die Schulmedizin ihr als Standardtherapie angeboten hatte, machte sie keinen Gebrauch. Auch nicht »Betaferone«, denn sie wusste von anderen Ärzten von den schweren Nebenwirkungen und dass sie unter anderem auch Depressionen verursachen können, »und zwar solche, dass man sich vor die S-Bahn wirft«. Auch die Kosten seien hoch und für einen Privatpatienten kaum zu schaffen.

Kortison nahm sie ebenfalls keines. »Das steht doch auf jedem blöden Beipacktext, dass man Kortison nicht bei Virusbefall – bei Windpocken, Herpes, Masern etc. – nehmen soll.« Sie ist überzeugt davon, dass es sich bei MS um eine Virusinfektion handelt. Die Befunde von zahlreichen Betroffenen, die sich an sie gewandt haben, würden dies bestätigen. »Alle hatten irgendwelche Untermieter, meist viraler Herkunft, aber auch Bakterien«, sagt sie. »Die gehören beseitigt. Ich bin halt keine Esoterikerin. Was solche Dinge betrifft, habe ich einen Killerinstinkt.«

Dass man dann Kortison gibt, um das Immunsystem zu unterdrücken, entsetzt sie sehr. Diese Präparate würden die Krankheit verfestigen, chronisch und damit noch schlimmer machen. Kortison solle man nur – wenn überhaupt – kurzfristig nehmen. »Ich hatte vor etwa zwei Jahren eine Sonnenallergie, da habe ich Kortison für kurze Zeit genommen, allerdings niedrig dosiert. Und es hat mir wunderbar geholfen«, sagt sie.

»Ich bekomme ja sehr viele Rückmeldungen auf mein Buch[22] hin«, sagt Lang. »Die Menschen erzählen mir, was ihnen passiert, wenn sie die klassischen MS-Medikamente nehmen – dem einen fallen die Haare aus, der andere bekommt Leberschäden, einen Herzinfarkt oder sonst was. Da weiß man ja gar nicht mehr, was gefährlicher ist, die Krankheit oder die Medikamente dagegen«, so Lang. Darum habe sie auch nie die klassische Schulmedizin in Anspruch genommen, weil sie gesehen hat, wie schlecht es Leuten dabei geht.

Keine Esoterikerin

Auch die Ernährung spiele bei der Erhaltung der Gesundheit eine wichtige Rolle. »Eine basische Ernährung ist wichtig. Möglichst kein Fleisch, ein bis zweimal im Monat Fisch«, sagt sie. Eine basische Ernährung unterstütze jeden Heilungsprozess, Übersäuerung mache krank. »Aber auch das interessiert die Schulmedizin nicht, Ernährung ist ja nichts, womit man Profit machen könnte«, sagt Lang. Überhaupt entspreche die Durchsetzung schulmedizinischer Methoden einer sehr aggressiven Grundhaltung. »Da wird viel Geld investiert, das man über die Patienten wieder hereinbringen muss.« Unerträglich sei für sie die Einflussnahme der Pharmabranche auf die Ärzte. »Die bekommen dann einen schönen Urlaub in der Karibik mitsamt der Familie, wenn sie die ›richtigen‹ Medikamente an den Mann oder die Frau gebracht haben«, meint Lang. »Ich mache da nicht mit bei diesem Spiel, weil mir mein Leben und meine Gesundheit einfach sehr viel wert sind.«

Teemischung

Die Teemischung, die Frau Lang als Ersatz für das Kortison etwas sechs Wochen lang trank, setzt sich zusammen aus:

100 g Cortex Berberidis
100 g Radix Enulae Helenii (Alanth)
50 g Flores Primulae off
75 g Herba Artemisiae
125 g Radix Taraxaci

Den heißen Tee etwa 15 Minuten ziehen lassen und anschließend absei-hen. In kleinen Schlucken morgens und abends trinken.

Erst wenn im Herzen Klarheit herrscht,
kann der Weg sich bilden.
Meister Zhi Chang Li

STILLE UND VORSTELLUNG

Als sich *Ivonne Radtke* im Jahre 1993 von ihrer Hausärztin untersuchen ließ, glaubte man noch an Kreislaufprobleme. Die Symptomatik war aber vielfältiger: Schwindel, Sehstörungen und Missempfindungen im Körper wie Kribbeln und Taubheit. Das Ganze steigerte sich so weit, dass sie mit Gehstörungen in die Neurologie eingewiesen wurde. Diagnose: *Multiple Sklerose.*

Was folgte, waren drei »Schübe« im Jahr 1994 mit Symptomen wie »lahmer« Mundwinkel, Schwindel, Doppelbilder, Augen- und Gesichtslähmungen sowie Missempfindungen am Kopf. Im Jahr 1995 dann der bis heute letzte »Schub«: Doppelbilder, »Bandagengefühl« im Brustkorb, Schwindel und Missempfindungen.

Entspannung und Meditation

Bereits 1993 begann Frau Radtke mit Autogenem Training und sie absolvierte einen Yogakurs. Das Erlebnis der positiven Wirkung von tief greifender Entspannung auf Körper und Seele war neu für sie und ein prägendes Erlebnis. 1994 hörte sie in einem Seminar das erste Mal von »Meridianen« (Energieleitbahnen) und einer Energie, die sich »Qi« nannte. Dort erlebte sie auch die erstaunliche Macht ihrer Vorstellungskraft – da war sie anscheinend ein »Naturtalent«: Als sie sich vorstellte, ganz im Boden verwurzelt zu sein, gelang es keinem anderen Teilnehmer, sie hochzuheben oder umzuwerfen. »Von da an konnte ich mir auch vorstellen, gesund zu sein«, sagt Radtke.

In »selbst gebastelten« Meditationen ließ sie ab nun »Heilenergie« durch ihren Körper fließen, eine Energie, die auch zu spüren war. »Ich wusste plötzlich, dass da eine Kraft ist, hatte aber noch keine Idee, wie ich diese Kraft zu meiner Heilung nutzen konnte.« Als sie während eines »Schubes« im Krankenhaus lag – mit einer schweren Augenlähmung und »am Ende mit dieser Welt« –, machte sie dennoch weiter mit ihren Übungen. »Plötzlich tauchten in mir Bilder von Elfen auf, welche die Wirbelsäule hinaufschwebten und mit Zauberstäben Vernarbungen entfernten. Und von einem Hubschrauber, der über dem ›Reisfeld Gehirn‹ schwebte und Schädlingsbekämpfungsmittel abwarf«, erzählt sie.

Die Wende

Während des fünften Schubes erhielt sie von einer Bekannten die Telefonnummer von einem chinesischen Qi-Gong-Lehrer. »Das war der Wendepunkt«, sagt Radtke. Nach einem einwöchigen Seminar im »Stillen Qi Gong« bei Meister Zhi Chang Li wusste sie definitiv, dass sie *ihren* Weg gefunden hatte.

Im Stillen Qi Gong arbeitet man – im Gegensatz zum »normalen« Qi Gong, bei dem auch Bewegungen eingesetzt werden – hauptsächlich mit der Vorstellungskraft (*siehe Kasten S. 94*). »Die ist bei mir sehr ausgeprägt«, meint die ehemalige Chefsekretärin. Über eineinhalb Jahre lang praktizierte sie die gelernten Übungen und absolvierte anschließend einen zweijährigen Ausbildungslehrgang in dieser Form der chinesischen Energiearbeit. »Seitdem hatte ich auch keine Schübe mehr.« Aber man müsse »am Ball bleiben«, denn Gesundheit sei kein statischer Zustand. Seminare bei Meister Li besucht sie nach wie vor. Ausflüge in andere Meditationsformen bestätigten ihren bisherigen Weg: »Meine Baustelle ist und bleibt das Stille Qi Gong!«

»Durch die Lektüre von entsprechenden Büchern wurde ich darin bestätigt, dass es keine Einbildung von mir war, dass man auf den eigenen Gesundheitszustand Einfluss nehmen kann«, sagt sie. Dazu gehörten »Mit der Seele heilen« von Bernie Siegel oder die Bücher von

Rüdiger Dahlke oder Thorwald Dethlefsen, in denen es um den »Sinn von Krankheit« geht. »Die Hauptbotschaft bei MS lautet, die ›Härte‹ zu sich selbst zu entdecken und sie zum Positiven zu verwandeln.«

Bei den Betroffenen gebe es ein Ungleichgewicht zwischen dem männlichen und dem weiblichen Pol, bei MS-Patienten überwiegt anscheinend der männliche Teil. »Am Anfang habe ich nicht alles verstanden, aber ich habe unverdrossen weitergelesen, darüber meditiert und dabei mein Verhalten beobachtet.« Sie beschäftigte sich mit Familienaufstellung und kam zu der Erkenntnis, dass MS-Patienten zu wenig autonom sind und gerne die Verantwortung abgeben – an Eltern, Partner oder sonstige Bezugspersonen. Sie selbst lernte, die Verantwortung für ihren jeweiligen Zustand nicht mehr auf äußere Umstände abzuschieben. »Nur wenn man sich selbst wirklich geistig-seelisch weiterentwickeln will, können nachhaltige Veränderungen im Leben eintreten.«

»Anfangs stand ich mit meiner Meinung – nämlich dass man auch von MS gesund werden kann – ziemlich alleine da. Aber die Bücher von Bernie Siegel, Carl Simonton oder Louise Hay haben mich in meinem Denken bestätigt. Ängste und Zweifel waren zwar in den ersten Jahren noch sehr stark in mir, doch das Wissen über die eigene Einflussnahme auf die Gesundheit wurde immer stärker«, erzählt sie.

Alle fünf Schübe wurden mit Kortison behandelt und nach dem vierten Schub mit einem Medikament namens »Imurek«, das ebenfalls das Immunsystem unterdrücken sollte. »Damals glaubten die Ärzte, dass ich buchstäblich nicht mehr auf die Beine komme.« Nach zwei Jahren hat sie dieses Medikament auf eigene Verantwortung abgesetzt. Zu diesem Zeitpunkt hatte sie bereits eineinhalb Jahre Qi Gong geübt. Danach gab es nie mehr einen Schub.

17 Jahre schubfrei

Je besser sie im Praktizieren des Qi Gong wurde, desto gesünder wurde sie. Seit 17 Jahren ist sie nun schubfrei. Der Erfolg wird von der Schulmedizin kaum registriert. »Da haben Sie halt Glück gehabt«, sagte ihr kürzlich ein Neurologe.

»Das, was uns gesund werden lässt, steckt in uns und lässt uns ein Leben gemäß unseren Fähigkeiten führen. Durch unser Fühlen, Denken, Sprechen und Handeln fallen wir aus der göttlichen bzw. kosmischen Ordnung«, ist sie überzeugt. Das Schicksal gebe uns Menschen oft einen Wink, uns durch missliche Umstände – und dazu gehörten auch Krankheiten – weiterzuentwickeln. Wenn man das Schicksal als Chance verstehe, könne man diesen Wink auch deuten und in die ursprüngliche Ordnung zurückkehren. »Wenn die Ahnung, dass Heilung möglich ist, schon in einem vorhanden ist, tut man gut daran, diesen Glauben positiv zu stärken.« Entsprechende Bücher, Seminare oder der Austausch mit anderen Menschen würden dabei helfen.

»Ich denke, dass man Medikamente sehr wohl eine Zeit lang als Krücke benützen kann, aber wenn, dann sollte man sie in einer positiven Grundhaltung einnehmen. Eine Lösung auf Dauer sind sie für mich nicht«, meint sie. Ziemlich von Anfang ihrer Erkrankung an wuchs in ihr der Glaube, dass man sich selbst heilen kann. Natürlich habe jeder eine andere Vorstellung von »Heilung«. Für die einen heißt es, dass eine Krankheit zum Stillstand kommt – mit oder ohne bleibende Symptome –, für die anderen, dass die Symptome ganz verschwunden sind. Heilung könne aber auch nur innerlich sein. Manchmal habe der Körper eben noch Defizite und dennoch könne sich ein Mensch innerlich »heil und ganz« fühlen.

»Anfangs gab es viele dunkle Stunden, wo ich nur da lag und mich dem inneren Schmerz und meiner Verzweiflung hingab – aber irgendwie auch einer höheren Macht. Und plötzlich spürte ich etwas in meinem Körper, mal war es etwas Fließenden oder Prickelndes, mal Wärme.« In der Annahme, es müsse sich hier wohl um Heilenergie handeln, ließ sie diese Energie damals schon durch ihren kranken Körper fließen. »Es war, als sei das Qi Gong zu mir gekommen und nicht ich zu ihm«, sagt sie. Beim Stillen Qi Gong wird mit reiner Vorstellungskraft gearbeitet. Meister Li erklärte den Seminarteilnehmern, dass man durch diese Übungen nicht nur seinen allgemeinen Gesundheitszustand verbessern, sondern einen Krankheitsverlauf verlangsamen und vielleicht sogar stoppen könne.

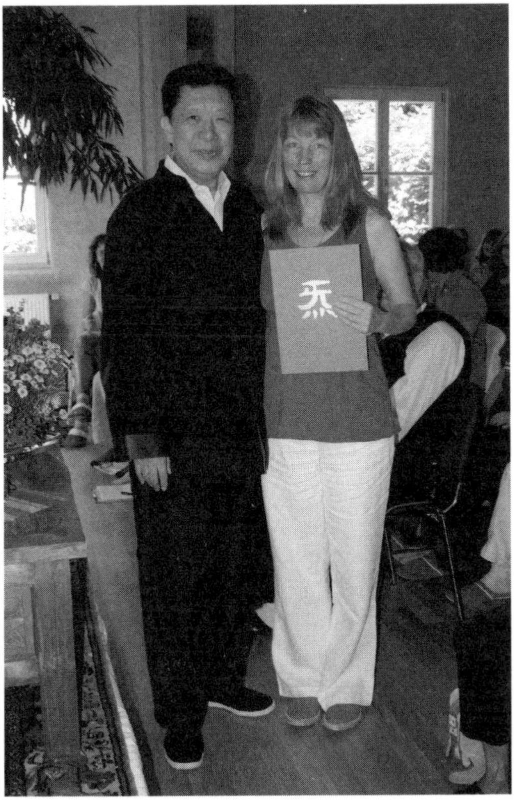

Meister Li und Ivonne Radtke

Sinn und Humor

»Die Menschen fragen mich oft, woran es liegt, dass ich gesund bin und dass es mir so gut geht. Und ich sage dann, dass es etwas mit Qi Gong zu tun hat, aber auch mit Gnade«, so Radtke. Sie führte Tagebuch, absolvierte eine Psychotherapie, in der sie ihr Leben und den Schmerz über die Krankheit aufarbeiten konnte. Irgendwann, »so zwischen dem dritten und vierten Schub«, habe sie die Situation auch angenommen. »Es geht auch um das Loslassen von Idealvorstellungen, um die Vorstellung, wie alles sein sollte, um sich ganz dem Fluss des Lebens anvertrauen zu können.« Das heißt nicht, dass man sich passiv aufgeben solle, es gehe vielmehr um ein »aktives Handeln im Nichthandeln«. Sich dem Gefühl hingeben, »aufgehoben zu sein im weiten Universum«.

»Meine Lebensphilosophie war es immer, einen tieferen Sinn in Geschehnissen und Umständen zu finden, um dann an mir und meinem Leben Dinge positiv zu verändern. Heute glaube ich, dass es meine Lebensaufgabe ist, die segensreiche Wirkung des Stillen Qi Gong auch anderen Menschen zu vermitteln«, sagt sie. Auch Humor und Freundschaften sind wichtig für sie – und Musik. »Meditative Musik war für mich ein Mittel, um Kontakt zur Seele, zum Unterbewusstsein, zu Gott, oder wie immer man es bezeichnen will, zu bekommen. Im meditativen Zustand kann man auch erfahren, was die Krankheit eigentlich von einem will.« Ihr »sagte« die Krankheit unter anderem auch, dass sie »befreit« werden wolle – »und zwar durch Liebe«.

»Es ist mir wichtig, meine Gedanken wahrzunehmen und zu reflektieren. Denn Gedanken produzieren Gefühle, Worte und Taten. Im Körper können Gedanken bzw. Emotionen Stoffwechselvorgänge, Zellstrukturen, das Immunsystem und sonstige chemische Abläufe beeinflussen. Ich habe viel für meine Heilung getan, dennoch habe ich mir Dankbarkeit und Demut bewahrt.«

Stilles Qi Gong

Qi Gong setzt sich zusammen aus Qi (Energie) und Gong (Arbeit, Übung, Kunstfertigkeit). Es ist Teil der Chinesischen Medizin. Das Qi fließt durch Meridiane (Energieleitbahnen), auf denen sich auch die Akupunkturpunkte befinden. Man geht davon aus, dass stagnierendes Qi, ähnlich wie stehendes Wasser, Krankheiten auslöst. Im Indischen nennt sich diese Kraft »Prana«. Das Qi macht sich durch Wärme, Kribbeln, Kühle oder ein fließendes Gefühl bemerkbar und ist auch durch wissenschaftliche Messungen nachgewiesen worden.

Die meisten Arten des Qi Gong werden mit Bewegung ausgeführt – meist langsame und bewusste Bewegungsabfolgen im Stehen. Nicht so das Stille Qi Gong.

Wie wird Stilles Qi Gong geübt? Ivonne Radtke erklärt: »Beim Stillen Qi Gong sitzt man auf einem Stuhl, aber es kann auch im Liegen geübt werden. Man versetzt sich in einen ruhigen Zustand und beginnt dann, das Qi im Körper mittels der Vorstellungskraft zu bestimmten Stellen zu leiten, Bilder zu entwickeln oder Bahnen abzugehen. Wichtig für das rechte Üben ist ein stiller Zustand – das heißt, Geist und Herz kommen zur Ruhe. Gedanken und Wünsche haben Pause. Durch die Übungen möchte man den Qi-Fluss im Körper regulieren. Ich selbst hatte von Anfang an bei den Übungen ein Gefühl der Wärme oder des Fließens wahrgenommen, sodass ich einen guten Zugang dazu fand. Verbunden war mein Üben auch immer mit dem Gedanken, dass das Qi, wenn ich mit ihm ›spiele‹, meinen Körper heilt. Eine vielleicht etwas naive Vorstellung, jedoch denke ich heute, dass das genau richtig so war. Je weniger man beim Üben denkt, desto besser. Einfach machen.« Welche Wirkungen kann man durch das Üben erlangen? Radtke: »Man kann damit die Gesundheit langfristig positiv beeinflussen. Einen Teil der körperlichen Veränderungen kann man heutzutage auch mit Geräten messen. Der Stoffwechsel und das Immunsystem verändern sich, und zwar so, dass es sogar zur Verbesserung von Organfunktionen kommt. Beeinflusst werden das Sehen und Hören, der Blutdruck, sogar Haut- und Knochendichte. Aber nicht nur auf der körperlichen Ebene verändert sich nach längerem Üben etwas. Auch die Psyche, welche im Qi Gong und in der TCM (Traditionelle Chinesische Medizin) generell nicht als vom Körper getrennt angesehen wird, wird positiv beeinflusst. Auch hierzu gibt es experimentelle Beweise, aus eigener Erfahrung kann ich nur sagen, dass ich stressresistenter und glücklicher geworden bin. Das mag an den körperlichen Veränderungen liegen, aber ich denke, da ist auch etwas Unsichtbares – die Wirkung des Qi selbst. Um eine Wirkung zu erzielen, sollte man am besten täglich üben. Am Anfang sollte man sich nicht unter Druck setzen, sondern klein anfangen. Wenn man merkt, dass man sich in einer Übung sehr wohl fühlt, und wenn die ersten Wirkungen eintreten, wird man sicherlich mehr oder länger üben wollen.«

HEILUNG VON CHRONISCHER KRANKHEIT

Wenn man sich heilen will, ist man schon halb gesund.
Seneca

SCHMERZEN – ENERGIE WILL FLIESSEN

Treffpunkt Mallorca. Im unberührten Landesinneren, eine einsame Finca inmitten der Hügel im Nirgendwo. Ein Flecken Erde, wo der Tourismus noch nicht Einzug gehalten hat. Über eine einspurige, staubige Straße gelangt man hierher, in ein grünes Kleinod inmitten verbrannter rotbrauner Erde. Hier, im Domizil der Energetikerin Julia Neumeister, treffe ich mich mit *Lutz Bachmann*, einem 46-jährigen Unternehmer aus der Nähe von Hamburg. Eine dicke Uhr am Handgelenk, ein fester Händedruck, ein smartes Lächeln. *Ich bin erfolgreich,* sagt die Erscheinung, ein Businessman, es ist unschwer zu erkennen.

Wenn man allerdings genauer hinsieht, dann erkennt man Augen, die eine zweite Geschichte erzählen, eine Geschichte über Leid und Schmerz. Erst in den letzten Monaten hat er es gewagt, sich sein bisheriges Leben anzusehen, wie es war, was gut und was falsch gelaufen ist. Ein Blick in die Zeit der Kindheit vor allem. Wirklich hinzusehen, ist nicht immer leicht, schon gar nicht, wenn es nicht so gelaufen ist, wie man sich das wünscht. Bachmann erzählt diese seine Geschichte nun so sachlich wie möglich, er will sich keine Blöße geben, auch wenn man merkt, dass es ihm nicht leichtfällt.

Krank von Anfang an

Schon der Start ins Leben war schlimm. »Bei der Geburt bin ich fast gestorben, ich hatte eine schwere Krankheit, lag wochenlang im Krankenhaus. Wenn ich mich an die Kindheit erinnere, da taucht vor allem eines auf: mein Vater.« Der sei sehr dominant gewesen. »Ich lebte unter ständiger Anspannung. Machte ich etwas nicht richtig, dann hatte das Konsequenzen. Angst und Respekt war die Atmosphäre, unter der ich aufwuchs.« Schwere Misshandlungen habe es gegeben, der Keller als Ort, an dem er für seine Fehler büßen musste.

Diese Jahre hätten ihn gehindert, sich frei zu fühlen, sich entfalten zu können. Das seelische Leid schlug sich auf den Körper. »Als Kind hatte ich Magenschleimhautentzündungen, starke Halsentzündungen und Darmprobleme. Abszesse mussten wegoperiert werden. Die Ärzte hatten für die vielen Probleme keine Erklärung und so bekam auch ich nie eine Erklärung, was mit mir nicht stimmte.« Später dann, als Mann, setzten Ängste und Depressionen ein und Süchte verschiedener Art. Starke Akne am Rücken machte ihm zusätzlich zu schaffen. Zusätzlich kam die Angst vor Krankheit hinzu. Er meinte, an einer »unheilbaren Krankheit« wie Krebs zu leiden.

»Irgendwann schlugen sich meine psychischen Probleme auf den Rücken. Ich war damals so Mitte 20.« Schmerzen, die kamen und nicht gingen. »Mitte 30 waren sie so extrem, dass ich wochenlang völlig bewegungsunfähig war, weil der untere Rücken so verkrampft war. Ich konnte mich nicht mehr bewegen, nicht mehr gehen. Von den Ärzten bekam ich keine Erklärung, was mir fehlte. Stattdessen wurden mir ständig Spritzen verabreicht, damit ich mich kurzzeitig wieder bewegen konnte.« Die Schmerzen führten dazu, dass er sich nur mehr an Orte begab, von denen er wusste, dass er dort einen Arzt oder Physiotherapeuten finden würde. »Immer Hilfe in der Nähe zu haben, das wurde extrem wichtig«, sagt Bachmann. Sein Zustand besserte sich kaum. »Es war eine Qual. Ein Gefühl, als läuft man mit einem Brett im Rücken durch eine immer kleiner werdende Welt. Nach einer halben Stunde spätestens musste ich mich immer setzen, weil nichts mehr ging.« Er »lief« von Arzt zu Arzt, von Therapeut zu Therapeut. Orthopäden, Chiropraktiker, alle waren ratlos, keiner sah eine Ursache für die Qualen. Er versuchte es auf Anraten mit Krafttraining und Körperübungen; freilich, es wollte sich keine Besserung einstellen.

»Die kann mir helfen«

Erst als er auf einen Arzt traf, der sich seiner Person wirklich annahm, bei dem er sich gut aufgehoben fühlte, gab es erste Fortschritte, gab es so etwas wie die Hoffnung auf Besserung. Und es sollte noch viel besser kommen. »Den Durchbruch verschaffte mir *Julia Neumeister*«, sagt Bachmann. Er sah die nach Mallorca ausgewanderte deutsche Energetikerin im Fernsehen, als sie vor laufender Kamera ein aufgebrachtes Pferd quasi durch Handauflegen in ein sanftmütiges, weil entspanntes Wesen verwandelte. »Als ich sie am Bildschirm sah, fühlte ich sofort: Die kann mir helfen, die kann mir den Druck und den Schmerz nehmen.« Vor einem Jahr besuchte er sie erstmals auf der Insel und war begeistert. Sie brachte seine Energien wieder zum Fließen. Dreimal genoss er inzwischen ihre energetischen Hände und die Gespräche. »Beim ersten Mal fühlte es sich an wie ein Stromschlag. Sie hat mit einem Schlag meine Blockaden gelöst und die Energie konnte wieder durch meinen Körper fließen. Heute fühle ich mich geheilt. Von allem. Die dauerhaften Schmerzen sind weg und auch die Akne ist unfassbar viel besser. Medikamente brauche ich keine mehr.«

Über die Ursachen seiner Probleme hat er in letzter Zeit viel nachgedacht. Seine Kindheit sieht er zweifellos als Auslöser. »Damals habe ich zugemacht, emotional nichts mehr an mich herangelassen und Gefühle nicht herausgelassen. Mit den Jahren wurde ich zu einem emotionalen Druckkochtopf. Die Gefühle dem Vater gegenüber habe ich nie ausgedrückt und ich bin dadurch verhärtet, vor allem in den Muskeln.« Auch als Mann konnte er sich von seinem Vater nicht lösen, er hoffte nach wie vor auf Anerkennung, die nicht kam, selbst als er im Beruf Erfolg hatte. »Der Körper hat mir mein Leben lang deutliche Signale gesendet, ich habe das aber nicht verstanden. Ich habe sehr viel gearbeitet und das hat mir natürlich auch Schmerzen bereitet. Diese Muster habe ich lange nicht erkannt, erst eine spezielle Art der Familienaufstellung bei Neumeister hat mir die Augen geöffnet.«

Freilich weiß Bachmann, dass er sich jetzt nicht zurücklehnen und sein Leben so wie bisher laufen lassen darf. Seine Energien fließen zwar wieder und die Symptome sind verschwunden, ohne Verände-

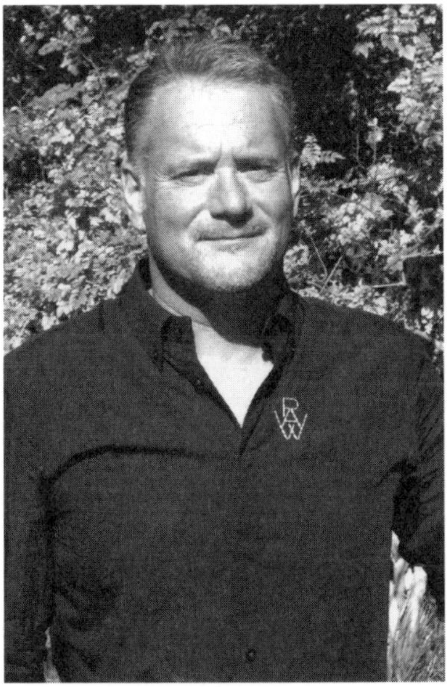

© Hartl

Lutz Bachmann

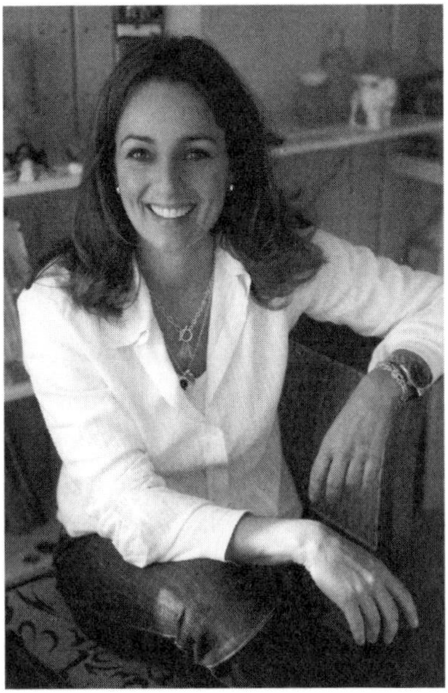

© Privat

Julia Neumeister

rung in der Selbstverantwortung gestaltet sich ein Heilungsprozess jedoch langwieriger als nötig. »Ich weiß, dass ich an mir arbeiten muss, und das mache ich nun auch. Ich lerne, richtig zu atmen und die Muskulatur locker zu lassen. Und mein Denken hat sich geändert. Ich lebe bewusster, höre rein, was mir guttut und was nicht, und bin auch im Beruf viel entspannter. Seit Kurzem mache ich Yoga. Das wäre früher undenkbar gewesen, ich konnte mich ja nicht mehr rühren. Und falls ein leichter Schmerz doch einmal kommt, dann betrachte ich ihn anders, kämpfe nicht dagegen an, akzeptiere ihn und sage: Ja, das ist mein Schmerz. Ihn so anzunehmen wie auch die Dinge in der Vergangenheit, meine Kindheit, ist wichtig. Es ist ein langer Weg, aber die Resultate tun so unsagbar gut.«

Moderne Hexe

»Alles ist heilbar«, sagt die »Spanierin« Julia Neumeister. Die Berlinerin ist 1999 gemeinsam mit ihrem Bruder nach Mallorca ausgewandert, um einen Neuanfang zu wagen. Hier lebte sie mit ihrer Tochter, behandelte Menschen und Pferde mit ihrer Energie. Ende 2011 kehrte sie wieder nach Berlin zurück. Sie selbst bezeichnet sich als Energetikerin mit besonderen, nicht alltäglichen Fähigkeiten. »Schon als Kind brachte ich Gegenstände in Bewegung, ohne sie zu berühren, und Gegenstände blieben an mir haften. Ich bin ein Kanal für Energien, und wenn ich sie ausleite, also bewege, dann durchlaufen sie mein System und ich kann spüren, was der andere Mensch empfindet. Eine Gabe, die ich von meiner Großmutter geerbt habe. All das zu akzeptieren, war nicht immer leicht. Früher hatte ich jede Menge Ängste, dachte, ich werde verrückt, gehe in meinen inneren Räumen verloren, weil ich anders bin. Weil ich hellfühlig, hellhörig und hellsichtig bin. Erst Jahre später wurde mir klar, dass es sich hierbei um Begabungen handelte, und es stellte für mich keine psychische Belastung mehr dar. Wenn ich will, kann ich sogar Gedanken lesen. Die Art der Wahrnehmung suche ich mir nicht aus. Ich kann auch sehen, was andere Augen sehen, oder hören, was gesprochen wird. Diese Gabe ist unabhängig von Raum und Entfernung. Es gab Zeiten, da bin ich in fremden Lebensgeschichten spazieren gegangen«, sagt Neumeister.

Über Lutz Bachmann erzählt sie Folgendes: »Er kam mit extremen Rückenschmerzen zu mir, mit depressiven Verstimmungen, Spannungen, Ängsten und starker Akne. Er ist seit etlichen Jahren in ärztlicher Behandlung und stand unter unglaublichem Druck. Ein Muskeltonus wie ein Stein, roter Kopf, wie ein Druckkochtopf.« Als erste Maßnahme habe sie ihn »schlafen gelegt«. Tiefenentspannung als Soforthilfe, eine Art »hypnotischer Alphazustand«. »Jeder sollte sich innerlich selbst besuchen, sich trauen, sich zu sehen, wie man ist und war, und in sich gehen. Denn das, woran wir uns nicht erinnern wollen, das macht uns krank.« Dann hat er seine Geschichte erzählt. Die Dinge wurden beim Namen genannt. »Die Geschehnisse müssen auf den Tisch. Man macht eine Lampe an und sieht, was war. Das Gestern wird angesehen.

Denn das Gestern hält uns in alter traumatischer Schwingung und blockiert uns. Wenn wir den Widerstand aufgeben und offen hinsehen, dann entdecken wir, dass da heute gar nichts mehr ist, dass das Vergangenheit ist.« Das sei ein kurzzeitiges Hinsehen, die Erfassung der Person auf allen Ebenen. Man solle aber nicht ewig in der Vergangenheit herumstochern, sondern sie anschauen und dann loslassen. »Das kann natürlich ein heftiger Moment sein, aber er ist notwendig«, sagt Neumeister.

Auf Lutz Bachmann gemünzt: »Dieses Hinsehen ergab, dass er als Kind körperlich schwer misshandelt worden war. Angst und die Sehnsucht nach Anerkennung haben die verschiedensten Symptome ausgelöst. Seine Schmerzen im Rücken bedeuten, dass hier die Emotionen festsitzen. Wir haben uns seine Geschichte angesehen, dann habe ich ihm seine Blockaden ausgeleitet. Nachdem er zum ersten Mal bei mir war, wollte mich sein Hausarzt kennenlernen, da es Herrn Bachmann nachhaltig so gut ging. Der Arzt ließ sich dann auch von mir behandeln«, erzählt Neumeister.

Gespräch mit Julia Neumeister

Welche Heilerfolge haben Sie bisher begleiten dürfen?

Mit dieser Form der Behandlung kann ich aus schulmedizinischer Sicht »unheilbare« und unerklärliche Krankheiten erreichen und einen Heilungsprozess einleiten. Erfolgreich behandelt habe ich vom Schreibaby bis zu Multipler Sklerose und Parkinson. Ein an Parkinson erkrankter Mann war sechs Mal bei mir und hatte im Anschluss einen großen Check seines behandelnden Arztes, der sagte, dass man aus medizinischer Sicht seinen Zustand nicht mehr Parkinson nennen könnte. Weiters alle Schmerzzustände, Allergien und Hautkrankheiten, wie etwa Neurodermitis, Traumata nach Unfällen psychischer und physischer Art, Narbenbehandlung, Taubheiten und Gefühllosigkeiten, Schlaflosigkeit, Nervosität etc. Praktisch sind alle Leiden durch diese Art der Behandlung zu erreichen.

Was ist noch nötig?

Man schaut sich die Wahrheit über sich und sein Leben an. Man braucht das nicht andauernd zu tun, einmal wirklich hinschauen reicht aus. Dann löst man die körperlichen Blockaden auf und leitet die alte Energie aus. Ich ziehe die Blockaden richtig raus, da brechen unter Umständen ganze Dämme. Die Energie fließt dann wieder. Dann bringe ich die Energie in die richtige Schwingung, das heißt in die Schwingung von heute. Ich verändere die Atmosphäre und optimiere den Energiefluss. Die Folge: Die Muskulatur wird weich, alles reguliert sich, auch die Sinne schärfen sich, spirituelle Wahrnehmungen stellen sich ein. Man muss verstehen, dass Krankheit eine Reaktion auf emotionale Missstände ist. Das heißt nicht, dass man selbst schuld daran ist, sondern dass sich die eigene Geschichte systemisch manifestiert hat. Eine jahrelange emotionale Fehlversorgung bietet Boden für Krankheit. Wer das versteht, der hat auch die Chance, sich zu heilen.

Wenn es in der Kindheit Missstände gegeben hat, wie soll man sich verhalten?

Es gibt meines Erachtens keine Krankheit ohne einen emotionalen Missstand, der sich schon vorgeburtlich oder auch in frühester Kindheit manifestiert hat. Also treffen spätere traumatische Erfahrungen auf ein bereits geschwächtes System und sorgen für schlechte Befindlichkeit und Krankheit. Energien müssen zirkulieren. Wenn sie stagnieren, weil wir schmerzliche Erinnerungen »verdrängen«, werden sie mit der Zeit auf sich aufmerksam machen. Die Emotionen wollen wahrgenommen werden, sonst sorgen sie für Schmerz und Krankheit. Wir bekommen damit die Chance, uns zu reflektieren und zu verstehen.

Ist in unseren ersten Jahren z. B. durch unsere Eltern Unrecht geschehen, dann muss Anklage unbedingt sein. Man soll sich erlauben, »schlechte oder unmoralische« Gedanken zu haben, weil sie natürlich sind und jedem zustehen, ohne dafür Strafe zu empfangen oder uns zu schlechten Menschen werden zu lassen; realisieren, dass die Eltern Fehler gemacht haben, dass sie vielleicht sogar brutal waren, uns misshandelt und uns Schmerz zugefügt haben. Und das auf vielen Ebenen. Die energetische Struktur der Eltern überträgt sich auf die Kinder.

Alle Kinder stehen im energetischen Spiegel ihrer Eltern. Wenn man alles gesehen hat und seinen Emotionen Raum gegeben hat, kann man die Anklage wieder fallen lassen und es gut sein lassen. Man sollte bedenken, dass auch die Eltern keine Chance hatten, ihre Sache besser zu machen, sie vermochten es nicht besser, sie haben getan, was ihnen eben möglich war. Sonst hätten sie andere Wege gewählt. Dann kann man das Gestern loslassen, die Waffen niederlegen, aufgeben, im Sinne des Sich-nicht-mehr-Entgegenstellens, auf das Leben vertrauen, sich optimal versorgen, sich nah sein. Für sich Luft holen. Weich werden, denn harte Augen sehen keine Schönheit. Die Dinge gut sein lassen. Das, was war, gut sein lassen. Erst dann stehen wir fest auf unserer eigenen Lebensbasis.

Welche Rolle spielt eine spirituelle Bewusstwerdung?

Es ist wichtig, sich im Jetzt wahrzunehmen und seine Emotionen anzunehmen. Dann lassen sie uns auch in Ruhe. Im Hier ist die Energie frisch und unbelastet.

Mit der ersten Behandlung beginnt eine spirituelle Wahrnehmung, weil die Sinne extrem angesprochen werden. Wenn man sich im »Heute« versorgt und lernt, neben sich zu stehen, und sich reden hört, sich tun sieht, befindet man sich im »Jetzt«. Das ist ein sehr wichtiger Punkt nach der ersten Behandlung, um weiterhin in einer optimalen energetischen Schwingung zu bleiben und nicht durch festgefahrene Wege und alte Glaubenssätze in bekannte Verhaltensweisen und somit in eine »alte« Atmosphäre zurückzufallen. Man wird sich nie wieder in der gleichen energetischen Schwingung befinden wie vor der Behandlung. Es würde sich hier nur um Erinnerungen handeln, die den Heilungsprozess verlangsamen. Optimal ist es, seine täglich gleichen Abläufe bewusst zu verändern. Das unterstützt das Sein im Jetzt.

Bewusste Menschen tun sich leichter, sich die richtigen Fragen zu stellen. Meide ich Gifte, Medikamente, Zigaretten, chemisch belastetes Essen? Man sollte sich auch das jetzige Leben ansehen, so wie man es jeden Tag führt: Was mache ich den ganzen Tag? Was esse ich? Bewege ich mich? Wie sieht es mit Liebe aus, zu mir und den anderen, lebe ich eine erfüllte Sexualität? Was brauche ich und bekomme ich es? Fragen

Sie sich: Wer bin ich? Lebe ich authentisch? Komme ich zu meinem Recht? Versorge ich mich auf allen Ebenen gut? Warum bin ich nicht glücklich und was würde mich glücklich machen?

Sie sagten, Sie sind hellsichtig? Wie kann man sich das vorstellen?
Ich kann energetische Konzepte lesen. Ich sehe alles in meinem Kopf. Energie hat ein System. Es ist mathematisch, es ist das Vielschichtigste und Kompakteste, das der menschliche Geist sich vorstellen kann. Menschen sind im Grundaufbau alle gleich, nur ihre individuelle Geschichte, ihre Erbanlage und die Intelligenz – alles eine Form der Schwingung – unterscheiden sie voneinander.
Gemein haben sie die Emotionen. Emotionale Missstände werden über Generationen weitergegeben. Auch hier kann man die Energetik verändern. Dazu braucht es einen hoch schwingenden, intelligenten Geist, dem ein hohes Maß an »Selbstwahrnehmung« zur Verfügung steht, was dazu führt, dass es diesen Menschen an irgendeinem Punkt im Leben klar wird, dass sich etwas Gravierendes verändern muss, um gesund und glücklich zu leben.

Frau Neumeister, sind alle Krankheiten heilbar?
Ja. Alle Krankheiten, die sich entwickeln, können sich auch wieder zurückentwickeln. Der wichtigste Punkt: Man muss Heilung wirklich wollen. Man muss so weit sein, dass man sagt: Mir reicht es. Große Not und damit die Bereitschaft für Heilung gehen meist Hand in Hand. Es gilt, Verantwortung für sich selber zu übernehmen. Heilung liegt in den eigenen Händen! Ein Therapeut/Arzt/Energetiker/Heiler kann den Weg aber zeigen, auf bestimmten Ebenen eingreifen und den Weg gemeinsam mit den Patienten gehen.

Erstaunlich ist, dass Ärzte aus einer heilbaren Krankheit eine unheilbare machen.

Dr. Klaus Hoffmann, »Rheuma heilt man anders«

CHRONISCHE POLYARTHRITIS – EIN MUSIKER HEILT SICH SELBST

Was macht ein erfolgreicher Pianist, bei dem *Chronische Polyarthritis* diagnostiziert wurde? – Er heilt sich selbst!

Joe Meixner ist leidenschaftlicher Musiker. Musik ist sein Leben. Im Alter von sieben Jahren entdeckte er seine Leidenschaft für das Klavier, mit zwölf begann er zu komponieren, beschäftigte sich bereits mit Improvisation und spielte erste Konzerte. Mit fünfzehn folgte das Engagement als Keyboarder in einer professionellen Band. Mit dreißig ging's nach Amerika, dort wurde er zu einem der gefragtesten Begleitpianisten. Er arbeitete mit den bekanntesten Musik- und Showgrößen. 2005 startete er seine Karriere als Konzertpianist.

Doch Polyarthritis macht das Klavierspielen sehr schnell unmöglich. In vielen Fällen zerstört die Krankheit die Gelenke des Betroffenen. Für die Schulmedizin ist die Krankheit unheilbar (*siehe Kasten S. 114*). Wenn sie recht hat, ist es das Ende jeder Pianistenkarriere. Bekommt man so eine Diagnose, wie Meixner im Jahr 2007, könnte man sich seinem Schicksal ergeben. Man könnte aber auch den Kampf dagegen aufnehmen. Und das mit allen zur Verfügung stehenden Mitteln.

Geschwollene Fingergelenke und oftmals eingeschlafene Hände – die Symptome waren eindeutig. Das größte Problem aber war, dass er niemandem mehr die Hand geben konnte. Klavierspielen ging noch, nur wenn ein beidseitiger Druck ausgeübt wurde – so wie es beim Händegeben der Fall ist –, waren die Schmerzen besonders schlimm.

Die Nebenwirkungen

Der Arzt verschrieb zwei verschiedene Medikamente und wies ihn auf die möglichen Nebenwirkungen hin: Das eine Mittel könnte möglicherweise nachhaltig seine Augen schädigen. Zur »Sicherheit« sollte er vorher noch zum Augenarzt gehen. »Da machte es bei mir ›Klick‹!«

Wenn dieses Medikament negative Auswirkungen auf seine Augen haben konnte, kam es für ihn auf keinen Fall infrage. Erst nach eingehender Internetrecherche erfuhr er das für ihn Wesentliche: Chronische Polyarthritis ist eine Autoimmunerkrankung. Eine überschießende Reaktion seines Immunsystems, gegen die eigenen Organe gerichtet. Sein eigener Körper griff ihn an! »Für mich war das ein eindeutiger Hinweis darauf, dass ich nicht in der Harmonie bin.«

Lebensstil ändern

Akute Erstmaßnahme: Weg mit den Zigaretten. So oder so, das Rauchen konnte ja nur schädlich sein. Dann waren da noch sein Übergewicht und ein zu hoher Blutdruck. Er begann zu trainieren, das hieß in seinem Fall: Joggen. Jeden Tag eine halbe bis zu einer Stunde wurde zur Routine – auch bei Regen oder Schnee. Für Sport nahm sich der viel beschäftigte Musiker vorher kaum Zeit. »Ich arbeite oft an fünf Projekten gleichzeitig, und wenn ich abends zu Bett gehe, habe ich selten alles geschafft, was ich mir vorgenommen habe«, lacht Meixner.

Die Diagnose und Prognose der Ärzte einfach hinzunehmen, kam ihm nicht in den Sinn. Schlimmstenfalls könne er sogar im Rollstuhl enden, wurde ihm gesagt. »Ich wollte alles in meiner Macht Stehende unternehmen, damit ich mir selbst niemals Vorwürfe zu machen brauche. Die Entscheidung war jetzt ›glasklar‹: Keine Medikamente gegen Polyarthritis!« Zu Pillen greift er grundsätzlich nur, wenn »Gefahr im Verzug« ist. »Bei akuten Krankheiten ist die Schulmedizin wichtig«, sagt Meixner. Gänzlich darauf zu verzichten, wäre »Schwachsinn«. »Aber bei den chronischen Krankheiten sieht das ganz anders aus!«

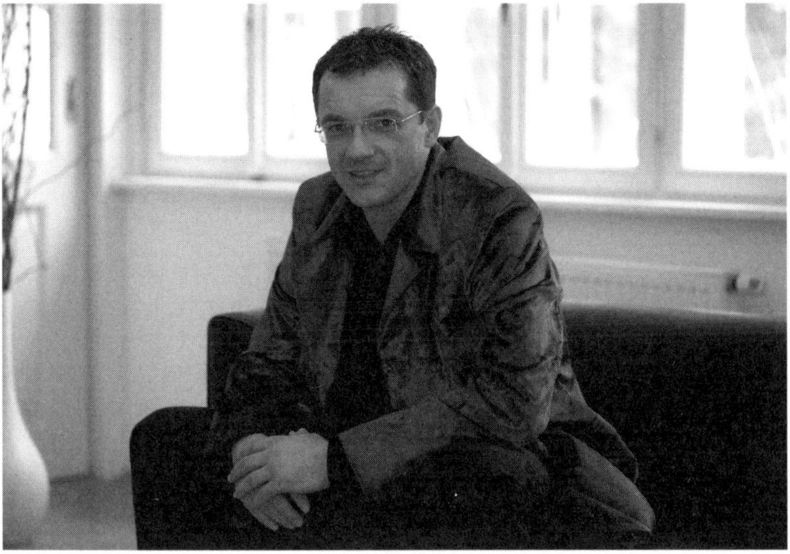

© Privat

Joe Meixner

Obst, Gemüse und Hühnerschnitzel

Er durchforstete die Ernährungsliteratur mit dem besonderen Augenmerk auf den Zusammenhang von Nahrungsmitteln und Gesundheit. Zucker und Weißmehl wurden gänzlich vom Speiseplan gestrichen. Diese »Lebensmittel« seien wie Gift für den Körper. »Möglicherweise haben Zucker und Weißmehl einen Hauptbeitrag zu meiner Polyarthritis geleistet.« Finanzielle Interessen seien auch in der Nahrungsmittelindustrie tonangebend: »Die Zuckerindustrie ist ja eine der mächtigsten Lobbys überhaupt.«

Seit etwa vier Jahren ernährt sich der gebürtige Kroate hauptsächlich von Gemüse und Obst – und das in Rohkost-Form. »Ich koche praktisch überhaupt nicht mehr.« Ab und zu eine kräftige, selbst gemachte Gemüsesuppe. »Die ist aber schon gekocht.« Die Rohkost-Ernährung zählt er zu den wichtigsten Bausteinen seiner Heilung.

Zweimal im Monat gibt es Fleisch auf dem Teller, je nach Lust und Laune – meistens ist es Hühnerschnitzel. Auch Fisch steht auf dem

Speiseplan. »Fisch esse ich grundsätzlich gerne, es ist aber heutzutage schwer, eine gute Qualität zu bekommen.« Natürlich sollte alles »bio« sein, aber das gelingt nicht immer und man kann es ja auch nicht immer nachprüfen.

Es sei aber auch wichtig, in puncto Essen nicht fanatisch zu werden. »Wenn ich immer an alles genau denken würde, was ich essen muss, hätte ich für andere Sachen keine Zeit mehr«, sagt er. Er will sich in erster Linie auf das konzentrieren, was er liebt, und das ist die Musik. »Ich habe das Glück, einen Job zu haben, zu dem ich zu 110 Prozent stehen kann.«

Genetische Einflüsse im Zusammenspiel mit einem geschwächten Immunsystem plus ungünstige Lebensstilfaktoren: In Kombination könne das zu Disharmonie und schließlich Krankheit führen. »Wenn man nicht mehr in der Harmonie ist, geht es bei dem einen in Richtung Arthritis, beim anderen vielleicht hin zum Herzinfarkt.« Wie auch immer, wer gesund werden will, müsse die Verantwortung für sich selbst übernehmen.

Die richtige Therapie

»Die Schulmedizin weiß nichts über die tatsächlichen Ursachen einer rheumatischen Krankheit. Die Therapien mit dubiosen Schmerzmitteln, Entzündungshemmern oder Chemotherapeutika haben alle mehr oder weniger starke Nebenwirkungen. Erkrankte werden mit ihren Symptomen über einen Kamm geschoren und werden mit einer ›Unheilbar-Diagnose‹ nach Hause geschickt«, sagt Meixner. »Die Ärzte haben gelernt, dass die Krankheit unheilbar ist, sie lesen es permanent in medizinischen Fachzeitschriften, und natürlich wollen sie die Pharmavertreter auch nicht vom Gegenteil überzeugen.«

Eine ganzheitliche Behandlung beruhe laut Meixner auf folgenden Prinzipien: die richtige Ernährung und Bewegung, die Entgiftung des Körpers, Entspannung und Stressabbau. Zuerst sei der Stress, dann bekomme der Körper die falsche Nahrung und, wenn er Schmerzen hat, als Draufgabe noch die falsche symptomatische Therapie.

Eine ganzheitliche Therapie würde helfen und stärken, um die Harmonie im Körper wieder herzustellen. Stattdessen werde das Immunsystem durch entzündungs- und schmerzhemmende Mittel geschwächt. Die Zellen könnten sich nicht mehr regenerieren und richtig untereinander kommunizieren.

»Ernährungsumstellung oder Fasten kann Arthritissymptome innerhalb weniger Wochen entscheidend verbessern. Kehrt man wieder zu alten Ernährungsweisen und zum gewohnten Lebensstil zurück, kommen auch die Schmerzen wieder. Die Schulmedizin sieht sich deswegen in ihrer Unheilbarkeitsthese bestätigt«, sagt Meixner.

Blutdrucksenker

Durch seine Lebens- und Verhaltensänderungen verschwanden Schmerzen und Arthritis-Symptome. Nur der Blutdruck war immer noch zu hoch und ging auch nicht runter. Was tun?

Meixner nahm dies zum Anlass, seine Forschungen zum Thema medizinische Musik zu intensivieren. Schon in seiner Zeit in Amerika hatte er sich mit Kompositionen, welche die mentale Entspannung zum Ziel haben, beschäftigt.

Die »Waffe der Wahl« war also die Musik. Aber was für Musik? Joe Meixner begann sich durch die Fachliteratur über Musiktherapie und therapeutische Musik zu arbeiten. Die ist mittlerweile ein wichtiger Bestandteil wissenschaftlich fundierter Heilkunde. »Therapeutisch komponierte und angewandte Musik kann nachweislich zahlreiche positive Effekte auf unsere körperliche und psychische Gesundheit und unser Wohlbefinden haben«, weiß Meixner.

Seine Erkenntnisse flossen in seine Kompositionen ein und als Ergebnis gab es »Piano Medicine« – 13 »einzigartige Kompositionen« auf einem einzigen Tonträger.[23] Unter Berücksichtigung aktueller Forschungsergebnisse entstand Klaviermusik für therapeutische Zwecke, von ihm selbst nicht nur komponiert, sondern auch aufgenommen. »Eine wirkungsmächtige Klangapotheke«, sagt er stolz. Der bis dato erste bekannte Fall, in dem ein professioneller Pianist und Komponist sein musikalisches Fachwissen mit den Erkenntnissen der medizinischen Forschung kombiniert hat.

»Die vorrangigen Anwendungsbereiche der Musiktherapie mit ›Piano Medicine‹ sind die Senkung von Blutdruck, Puls- und Atemfrequenz, die Entspannung, die Schlafförderung, die Senkung des Stresshormonspiegels, Schmerzlinderung, Angstlösung, Psychohygiene oder auch nur Stimmungsaufhellung«, erklärt Meixner.

Musik und Gesundheit

Dass Musik direkt unsere Gefühle anspricht, ist bekannt. »Aber auch mit einem schlechten Gespräch kann ich schlechte Emotionen erwecken, was sofort wieder auf das Immunsystem wirkt«, sagt Meixner. Sein Ziel ist, Musik und Medizin zusammenzuführen und vor allem Musik als Therapie salonfähig zu machen. »Wenn ich etwa den Blutdruck senken will, brauche ich bestimmte musikalische Zutaten. Und diese Zutaten müssen kontinuierlich, über eine ganze CD-Spieldauer, vorhanden sein – dann können sie wirken.«

Nachdem er seine selbst komponierte Musik einige Monate lang jede Nacht abspielte, war der Blutdruck wieder ganz normal. Anfangs nahm er noch 16 mg Betablocker, die nach drei Monaten auf 8 mg gesenkt wurden und nach weiteren drei Monaten auf 4 mg. »Wenn der Blutdruck sehr hoch ist, soll man unbedingt auf die Schulmedizin zurückgreifen«, so Meixner. Aber eine dauerhafte Lösung sei das keine. Diese Lösung bestand für ihn aus Lebensstiländerung und Musikmedizin. »Von heute auf morgen kann man keine wirklichen Veränderungen herbeiführen, Zeit und Geduld gehören auch dazu.«

Den Dingen auf den Grund gehen

»Viele Menschen machen, abgesehen von Medikamente schlucken, gar nichts mehr. Sie fragen nicht: Warum habe ich dieses und jenes bekommen, wieso ist mein Blutdruck zu hoch?«, sagt der 54-Jährige, der gute zehn Jahre jünger aussieht. Man müsse den Dingen auf den Grund gehen.

Die Schulmedizin habe viele Fortschritte gemacht, aber manchmal sei eben sehr viel Geld im Spiel und die Frage nach dem »Warum« werde nicht mehr gestellt. Dann werde nur mehr gefragt: »Was bringt Geld?« Obwohl die Schulmedizin eine »wunderbare Sache« sei, kommen auch hier die mangelnde Ehrlichkeit und die Gier der Menschen zum Tragen: »Nicht die Medizin, sondern die Menschen sind das Problem.« Es gebe starke Interessen, die den unmäßigen Gebrauch von Arzneimitteln fördern: »Die Pharmaindustrie ist ja ein Milliardengeschäft.«

Dass er die Blutdrucksenker eine Zeit lang nehmen würde, war klar. Aber klar war auch, dass er etwas für seinen Körper tun musste, nämlich unbedingt abnehmen und Sport betreiben.

Ernährungsumstellung, Rauchen einstellen, Sport: Das sei die »Hardware« für die Heilung vieler Krankheiten. »Zu erkennen, wann ich nicht in der Balance bzw. Harmonie bin, das ist die Software. Man sollte sich selbst hinterfragen: Was stimmt nicht in meinem Leben und wie kann ich das verändern?«

Fehldiagnose unheilbar

»Wenn Menschen wie ich, die eine Arthritis-Diagnose bekommen haben, keine Schmerzen oder andere Symptome mehr haben, beweist das, dass man diese Krankheit heilen kann. Wenn man nämlich Maßnahmen ergreift für eine ganzheitliche Therapie. Wenn die Ärzte nicht an meine Heilung glauben, dann gibt's nur zwei Möglichkeiten. Entweder sie haben mir eine Fehldiagnose gestellt, oder ihre These des ›Unheilbar‹ ist falsch«, sagt er.

Joe Meixner ist seit Jahren beschwerdefrei und folgt weiter seinem Beruf und seiner Berufung: der Musik. Er tritt wieder regelmäßig als Pianist auf. Heute rät er allen von einer chronischen oder »unheilbaren« Krankheit Betroffenen, sich auf die Suche zu machen. Und sich immer die Frage nach dem »Warum« zu stellen. »Dieses Wörtchen ist der Motor unseres Fortschritts.«

Man müsse auch stets bereit und offen für Veränderungen und neue Erkenntnisse in seinem Leben sein. Nur dann könne es geschehen. »When the student is ready, the teacher will appear«: Wenn der Schüler bereit ist, wird der Lehrer kommen.

Schulmedizin und Polyarthritis

»Die Rheumatoide Arthritis (RA) – in unseren Breiten häufiger chronische Polyarthritis (cP) genannt, ist eine unheilbare, chronisch entzündliche Gelenkserkrankung. Sie ist mit chronischen Schmerzen, bleibenden Gelenksschwellungen und Gelenksfunktionsstörungen verbunden.

… Neben einer Einschränkung der Lebensqualität kommt es bei Patienten mit RA auch zu einer Verringerung der Lebensdauer. Patienten mit RA haben ein signifikant erhöhtes Mortalitätsrisiko, welches primär auf Herz-Kreislauf-Erkrankungen und insbesondere auf die koronare Herzkrankheit zurückzuführen ist. Die erhöhte kardiovaskuläre Mortalität wurde bereits bei Patienten im frühen Krankheitsstadium beschrieben.

… Als unheilbare Krankheit muss die RA lebenslang mit einer Reihe von Medikamenten behandelt werden, insbesondere mit immunmodulatorisch und immunsuppressiv wirksamen Substanzen (Disease Modifying Antirheumatic Drugs, DMARDS wie Methotrexat, und seit einigen Jahren sogenannte Biologica wie die TNF-Alpha-Antagonisten). Daneben sind häufig Kortison, NSAR und neutrale Analgetika im Einsatz. Alle diese Medikamente sind mit einem nicht unerheblichen Toxizitätsrisiko verbunden. Daher bleibt die Wissenschaft bemüht, wirksame Substanzen mit geringerem Nebenwirkungsprofil zu entwickeln.«[24]

Lass Nahrung deine Arznei und Arznei deine Nahrung sein.
Hippokrates

RHEUMA – PILLEN LÖSEN KEINE PROBLEME

Jeanine Van Belle hat sich selbst befreit von *höllischen Rücken- und Hüftschmerzen*. Durch eine radikale Ernährungsumstellung, in mehreren Phasen und im Selbstexperiment. »Ich will gar nicht darüber nachdenken, was aus mir geworden wäre, wenn ich das nicht gemacht hätte.« Denn die Ärzte sagten ihr, dass sie mit dem diagnostizierten Rheuma und damit mit den Schmerzen leben müsse. Aber die hatten leicht reden: »Manchmal sind die Schmerzen so schrecklich, dass man damit nicht mehr leben kann oder will.«

Überall suche man nach den Ursachen von Rheuma – bei Bakterien, bei Viren, bei der Kälte oder der Feuchtigkeit, im Stress oder in der Vererbung. »Die Ursache liegt aber hauptsächlich bei der Nahrung«, ist Van Belle überzeugt. Es war die »Umschaltung« auf eine säurearme Diät, die sie gesund gemacht hat – und die Eigeninitiative. »Wer wirklich geheilt werden will, muss die Verantwortung in die eigenen Hände nehmen.«

Mutter geheilt

Ihr Interesse an Naturheilkunde und natürlicher Ernährung begann schon früh – nämlich als ihre Mutter, die an rheumatoider Arthritis litt, durch eine makrobiotische Diät gesund wurde. Sechs Monate dauerte es, bis sich ihre geschwollenen Gelenke wieder zurückbildeten. Bei der Tochter machte sich das Rheuma erstmals im Alter von 45 Jahren bemerkbar: Arthritis in den Händen und eine Arthrose im Rücken und in der linken Hüfte. »Ich entdeckte zweifelsfrei, dass das Zuviel an Säure in meinem Körper schuld an den Schmerzen war«, sagt sie. Als sie sich nämlich eine selbst entwickelte säurearme Diät verordnete, verschwanden ihre Hüftschmerzen. Durch Selbstversuch fand sie die direkten Auslöser ihrer Beschwerden: Tomaten, Buttermilch und Wein waren eindeutige »Schmerzverstärker«. Darum wurden sie vom Speiseplan gestrichen.

Dankesschreiben

Die verschiedensten Arten von säurehaltigen Getränken oder Früchten lösten ihre Schmerzen im Rücken und in der Hüfte aus. Diese Erkenntnisse gab sie sofort einer Bekannten, die an ähnlichen Beschwerden litt, weiter. Nach drei Monaten säurearmer Diät war auch sie geheilt. »Da ich nun die Ursachen und auch die Mittel, um rheumatische Schmerzen auf natürliche und zuverlässige Weise zu heilen, kannte, wollte ich unbedingt, dass andere Menschen davon erfahren.« Ihr Artikel in einer belgischen Zeitung schlug »wie eine Bombe« ein. Zahlreiche Menschen meldeten sich und wollten das »Geheimnis« ihrer Diät haben. Nach einem Monat schon kamen die ersten positiven Rückmeldungen. Die zahlreichen Dankesschreiben und auch ihre Rheumadiät sind in ihrem Buch nachzulesen.[25]

Wissenschaft und Weisheit

Nahrung könne die beste Medizin sein, aber es müsse eine individuell richtige Ernährung sein. Dass es offiziell immer noch keine wissenschaftlichen Beweise für den Einfluss der Ernährung auf Rheuma gibt, weiß sie – stört sie aber wenig: »Wo die Wissenschaft scheitert, muss man eben die Weisheit zu Rate ziehen.«

Sie weiß, dass alles, was gesund sein müsste, noch lang nicht gesund für jedermann ist. Aber: »Die Gesundheit wird fast zur Gänze von der Nahrung bestimmt.« Das ist und bleibt ihre Überzeugung. Leider stünden viele Ärzte dieser Tatsache immer noch »taub und blind« gegenüber. »Sie fahren nur zu gerne fort, ihre schädlichen Medikamente zu verschreiben, mit den schädlichen Folgen und Nebenwirkungen für Rheumaleidende.«

Nahrungsmittelvergiftung

»Weder Kräuter noch Medikamente können die eigentliche Ursache von Rheuma beseitigen«, meint Van Belle. Das könne nur der Rheumapatient selbst – und zwar durch eine völlige Änderung seiner Nahrung. Die meisten rheumatischen Erkrankungen seien auf eine Art »Nahrungsmittelvergiftung« durch Säuren zurückzuführen. Medikamente könnten die Entzündung zwar bekämpfen und den Schmerz betäuben, aber sie könnten die wirkliche Ursache nicht eliminieren. »Medikamente unterdrücken lediglich die Symptome«, sagt sie. Sie erinnert an den berühmten, inzwischen verstorbenen Arzt und Herzspezialisten Dr. Christiaan Barnard. Dieser litt selbst an einer starken Form von rheumatoider Arthritis und musste wegen der Missbildungen an den Händen auf die weitere Laufbahn des Chirurgen verzichten. Barnard hatte jahrelang Anti-Rheuma-Medikamente genommen – ohne Erfolg.[26]

»Oft kann man bei Rheuma sehen, dass es kombiniert mit anderen Erkrankungen, wie etwa Schuppenflechte, vorkommt«, so Van Belle. Arthritis bei der sogenannten »Reiterschen Krankheit« sei zum Beispiel eine Kombination dreier verschiedener Anzeichen: Bindegewebsentzündung der Augen, eine Entzündung der Urinröhre und Polyarthritis. Und von den meisten Rheumaarten kennt man die Ursachen nicht. Polyarthritis wird zwar als Autoimmunerkrankung gesehen, was aber weniger die Ursachen als die Symptome wiedergebe. Klarer sei es bei der Gicht: »Die Gicht wurde früher als ein Leiden der reichen Klasse betrachtet, weil sie sich im Bereich der Nahrung und des Trinkens Unmäßigkeiten erlauben konnte.« In der heutigen Zeit, in der fast für jeden ein Überfluss an Speise und Trank vorhanden sei, gilt die Gicht als eine sehr weit verbreitete Wohlstandskrankheit.

Symptome unterdrücken

Schulmedizinisch werden diese Leiden mit Mitteln behandelt, welche die Symptome unterdrücken, aber keineswegs die Ursachen beseitigen, glaubt die Belgierin. »Diese Mittel führen im Allgemeinen nicht zu nennenswerten oder bleibenden Ergebnissen und sind oft schädlich für die Gesundheit. Meistens werden Schmerzlinderer oder Entzündungsbremser – wie Kortison – verschrieben.« Aber auch alternative Therapien wie Akupunktur und Homöopathie würden meistens keine nachhaltigen Ergebnisse erzielen, obwohl sie weniger schädlich sind. Zum körperlichen Leiden kämen oft psychische Probleme hinzu: Die Schmerzen und Bewegungseinschränkungen verursachen bei vielen Menschen Depressionen. »Viele Leute schlucken jahrelang Medikamente und schädigen damit nachhaltig auch noch Nieren, Darm, Leber, Nerven oder Blut.« Bei manchen Rheumaleidenden entwickle sich das Leiden in einem so ungünstigen Sinn, dass sie dann schon in einem sehr jungen Alter an einen Rollstuhl gefesselt sind.

»Leider glauben viele Menschen, dass sie ihre Gesundheit einfach durch eine Pille wiedergewinnen könnten«, sagt Frau Van Belle. Aber das funktioniere nicht. Schon antike Ärzte wie Galen oder Hippokrates setzten umfassende diätische Maßnahmen ein, weiß sie. Das Wort »Diät« leitet sich vom altgriechischen Wort »Diata« ab, was »Ordnung« bedeutet. Die natürliche Lebensordnung und der sprichwörtliche gesunde Geist im gesunden Körper waren das Ziel. Die Schulmedizin habe sich in den letzten Jahrzehnten viele Verdienste erworben, bei den heutigen Zivilisationskrankheiten sei sie aber so gut wie machtlos. »Hoher Blutdruck, Herzkrankheiten, Diabetes, Rheuma oder Krebs sind der Preis für unsere heutige Lebensweise.« Und zu viel bzw. das falsche Essen verursache jene Krankheiten, die schwierig mit Medikamenten zu heilen sind.

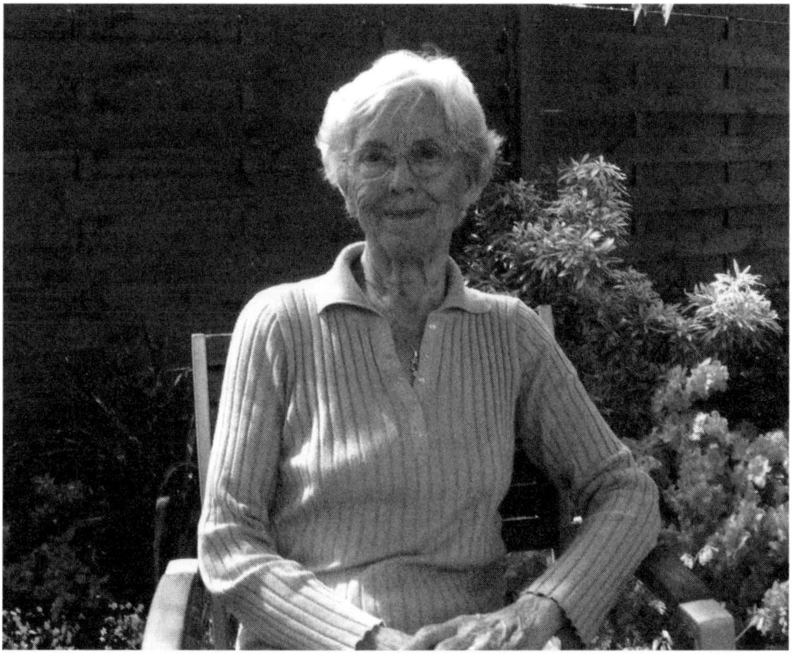

© Privat

Jeanine Van Belle

Heilung des Vaters

Sie erzählt von ihrem Vater, der an Blutgefäßverengung und an Arthrose litt. Eine Diät, gekeimter Weizen, eine Lebertrankur und ein homöopathisches Mittel führten bei ihm zur Heilung. Da war er schon 76 – das heißt also, es ist nie zu spät. »Wichtig war sicher auch sein Wille, gesund zu werden«, sagt die Tochter.

Rheuma heilen könne man nur, wenn man dem Körper Chance und Zeit gibt, sich von den angereicherten Säuren wie Ascorbinsäure, Oxalsäure, Zitronensäure, Milchsäure oder auch Urinsäure zu befreien. Wer eine säurefreie Diät macht, sollte alle sauer schmeckende Nahrung und saure Getränke eliminieren. Als Obst kommt dann nur mehr süßes Obst wie Birnen, süße Äpfel, Bananen, Melonen etc. infrage, das man aber ebenfalls in Maßen genießen sollte, weil auch sie noch zu viele Säuren enthalten können. »Sauer schmeckende Nahrung ist aber nicht immer mit säurebildender Nahrung gleichzustellen. Auch durch zu viel Fleischkonsum wird im Körper viel Säure produziert«, so Van Belle.

Säuberungsdiät

Es gibt Menschen, bei denen auch nach Monaten keine Besserung durch eine säurearme Diät eintritt. Die sollten dann auf die »Säuberungsdiät« umsteigen, da höchstwahrscheinlich ihr Leiden durch zu viel Urinsäure verursacht werde. »Die Säuberungsdiät basiert auf der Makrobiotik, in der man sich darum bemüht, die Nahrung so natürlich und rein wie möglich zu halten«, sagt Van Belle. Auch stünden der Makrobiotik viele Fleischersatzprodukte zur Verfügung. Und es sollten immer volle Getreidearten verwendet werden, denn nur im lebendigen und keimfähigen Vollkorn seien noch die ganzen Vitamine und Mineralstoffe enthalten.

Makrobiotik ist kein Philosophie, keine spirituelle oder Nahrungslehre. »Es geht vielmehr um Lebensdisziplin, um die Herstellung der Ordnung im Körper.« Für die Säuberungsdiät müsste eine so natürliche Nahrung wie möglich verwendet werden. Sie sollte wenn möglich überhaupt nicht chemisch behandelt worden sein, weder mit Kunstdünger oder Pestiziden noch mit künstlichen Konservierungsstoffen. Wer sich für Makrobiotik interessiert, dem empfiehlt sie die »Makrobiotische Ernährungslehre nach Ohsawa« (*siehe Literaturhinweise*).

Schmerzauslöser eliminieren

Zeigt auch die Säuberungsdiät keine Wirkung, solle man die »Eliminationsdiät« durchführen. Man muss einige Tage fasten und sich nur von Vollreis und gekochten Karotten ernähren. Sie selbst hat die Diät gemacht, als ihre Rückenschmerzen einen Höhepunkt erreicht hatten. Bei der Eliminationsdiät werden im Ausschlussverfahren jene Nahrungsmittel, die Rheuma verursachen, weggelassen. Bei dieser Methode sollte es zu einer Verbesserung kommen, da man direkt auf die Ursache der Allergie- bzw. Schmerzauslöser stoßen wird. Wenn man dann wieder gesund ist, sollte man nicht wieder in die alten Ernährungsgewohnheiten zurückfallen. »Vor allem nicht wieder alles unkontrolliert durcheinander essen.«

Das Prinzip dieser Diät stammt von Dr. Richard Mackarness (*siehe Literaturhinweise*). Van Belle schildert in ihrem Buch, wie die Diät genau aussieht: »Morgens auf nüchternen Magen ein Glas laues Wasser trinken, weiter kein Frühstück. Zu Mittag Reis mit Karotten und abends noch einmal Reis mit Karotten. Etwas anderes darf man nicht essen! Bei Durst nur laues Wasser trinken! Diese Diät sollte man eine Woche aushalten. Dann müsste man schon eine wesentliche Besserung spüren und darf planmäßig auf die Säuberungsdiät oder säurearme Diät umsteigen. Dabei fügt man zunächst während einiger Tage die Brotmahlzeit morgens wieder hinzu, während man die zwei Reismahlzeiten mit Karotten weiter beibehält. Wenn man gut darauf reagiert, ersetzt man nach einigen Tagen eine Reismahlzeit durch Brot. Dann kann man anderes Gemüse ausprobieren. So fährt man Schritt für Schritt fort, indem man jedes Mal etwas anderes hinzufügt und immer darauf achtet, wie man auf alles reagiert. Auf diese Weise wird man auf die Dauer entdecken, worauf man allergisch ist oder wodurch man Schmerzen bekommt. Bei dieser Methode muss man schon Besserung verspüren und die Ursache der Probleme finden. Es ist klar, dass – wenn man den Übeltäter entdeckt hat – man ihn aus der Nahrung entfernt. Man darf diese Diät aber nicht länger als eine Woche machen.«[27]

»Alles hat eine Ursache, und man muss selbst versuchen, diese zu finden. Die meisten Leiden rühren von der falschen Nahrung her«, ist Van Belle überzeugt. Das gelte nicht nur für Rheuma, sondern für viele andere Krankheiten. »Ärzte schenken diesem Faktum so gut wie keine Aufmerksamkeit. Doch mit Pillen löst man keine Probleme.«

Wie kann ein Mensch, der die Ernährung nicht kennt,
Krankheiten heilen wollen?
Hippokrates

LIPÖDEM – DIE RICHTIGEN INFORMATIONEN

»Die teuren Lipödemstrümpfe habe ich mir umsonst machen lassen, ich brauche sie nicht mehr«, sagt *Isabella Pfaff*. Dass die 46-jährige Zahnärztin heute gesund ist, hat sie ihrer Eigeninitiative zu verdanken. Denn ihre Ernährungsumstellung, auf die sie kein Arzt hingewiesen hatte, hatte durchschlagenden Erfolg: Das *Lipödem*, das durch schmerzhafte Schwellungen an den Oberschenkeln gekennzeichnet ist, ist verschwunden. Schulmedizinisch gilt dieses Leiden als progredient (sich fortschreitend verschlechternd) und als unheilbar.[28]

Das »Venenleiden«

Bereits im Alter von 26 Jahren begann ein vermeintliches »Venenleiden«. Beruflich musste Isabella Pfaff zu jener Zeit den ganzen Tag stehen. Die Schmerzen in den Beinen, die besonders im Sommer stark wurden, machten die Arbeit als medizinisch-technische Assistentin zur Qual. »Es gab Zeiten, da konnte ich keine zwei Minuten stehen, sodass ich entweder gehen oder mich setzen musste«, erzählt Frau Pfaff. Eine erste Venenuntersuchung blieb ohne Befund. Als Linderungsmaßnahme gegen die Schmerzen stellte sie ihr Bett am Fußende höher.

Die Schmerzen kamen immer wieder, am stärksten, wenn es draußen warm war. In die Sauna gehen, war nicht mehr möglich, da dies lang anhaltende Schmerzen verursachte. Mehrfach konsultierte sie Venenspezialisten, die keine Ursache für ihr Leiden fanden. Somit gab es auch nichts zu operieren. Verschriebene Tabletten und Salben halfen nicht, abgesehen von der kühlenden Wirkung der Salben. Nur Kompressionsstrümpfe brachten ihr ein wenig Erleichterung. »Interessanterweise ging es einer Freundin von mir genauso«, sagt Frau Pfaff. Ständige Schmerzen und ein Spannungsgefühl in den Beinen, die sich kein Arzt erklären konnte. Beim kleinsten Stoß gegen die Oberschenkel ein viel zu starker Schmerz und sofort blaue Flecken. Zusätzlich bestand eine starke Hitze- und Kälteempfindlichkeit.

Der Weg zur Diagnose

Eine Internetrecherche ergab, dass die Symptome auf ein sogenanntes »Lipödem« schließen ließen. Also waren es doch nicht die Venen! Jetzt kannte man zwar den Namen der Krankheit, aber was sollte sie damit anfangen? Beim vorletzten Venenspezialisten, den sie konsultierte und der ebenfalls nichts an den Venen fand, lag ein Flyer mit Informationen über das »Lipödem« auf dem Schreibtisch. Frau Pfaff erkannte ihre Symptome sofort darin beschrieben und wies den Arzt darauf hin. Der »Spezialist« schloss dies jedoch aus. Stattdessen wurde ihr eine individuell angepasste und angefertigte Lipödem-Kompressionsstrumpfhose verschrieben. Die sollte das Spannungsgefühl in den Beinen lindern und das Fortschreiten der Bindegewebsbildung bekämpfen. Die Kosten lagen zwischen 500 und 600 Euro.

Ein Jungbrunnen

»Der Mann meiner Freundin recherchierte etwa zur gleichen Zeit im Internet wegen seiner schon jeden dritten Tag auftretenden Kopfschmerzen«, sagt Frau Pfaff. Durchschnittlich jeden dritten Tag war er praktisch arbeitsunfähig, außer er schluckte Aspirin. Im Internet stieß er auf den Arzt *Dr. Norman W. Walker*, einen amerikanischen Autor, Arzt und Ernährungswissenschaftler. Er erklärte, dass man akute und chronische Beschwerden mit natürlicher Ernährung und selbst gepressten Obst- und Gemüsesäften lindern oder sogar heilen könne. Denn jeder gekaufte Saft werde erhitzt und haltbar gemacht und komplizierte Moleküle, die der Körper dringend brauche, werden zerstört. Seine Ernährungsweise ist anscheinend auch ein Jungbrunnen – Walker wurde steinalt.

Ursache für zahlreiche Erkrankungen sei der Mangel an Mineralstoffen und Vitaminen, die in unserer gekochten Nahrung kaum noch vorhanden sind. Walker empfiehlt in seinen Büchern eine vegetarische Kost aus Gemüse, Obst und Nüssen. Hitzebehandelte Lebensmittel bezeichnete er als »tot« und somit ungesund. Den Verzehr von Fleisch, Fisch und Milch lehnte er ab, ebenso stärkehaltige Lebensmittel wie Brot, Nudeln und Reis. Anstatt Zucker sollte man Honig verwenden. Statt Mineral- oder Leitungswasser sollte man destilliertes Wasser trinken. Da seiner Ansicht nach die meisten Krankheiten vom Zustand des Darms abhingen, riet er auch zu regelmäßigen Einläufen. Auch Milchprodukte sollen vom Speiseplan gestrichen werden, da sie laut Walker viele Krankheiten begünstigen würden.

Zu dritt – Frau Pfaff, ihre Freundin und deren Mann – begannen sie nun das Gelesene anzuwenden. Ab nun gab es im Hause Pfaff hauptsächlich selbst gepresste Säfte aus dem »Angel Juicer« (Entsafter).

Der Durchbruch

Frau Pfaff begann mit der neuen Lebens- und Ernährungsweise nach Walker. Kuhmilch wurde gänzlich vom Speiseplan gestrichen, denn Milcheiweiß wirke schleimbildend. Nach acht Wochen hatte Frau Pfaff 6,5 Kilo abgenommen und die Figur war plötzlich »harmonisch«. »Auch mein dicker Hintern war weg, obwohl ich dachte, der gehört einfach zu mir«, lacht Frau Pfaff. Zum ersten Mal seit ihrer Jugend konnte sie sich wieder mit Freude bewegen und joggen gehen. »Auch für meine Spontankeloide – eine Art Gewebswucherung über den Schultern – habe ich seit meiner Essensumstellung nie mehr eine Kortisonsalbe gebraucht«, sagt sie. Vorher waren die betroffenen Körper-

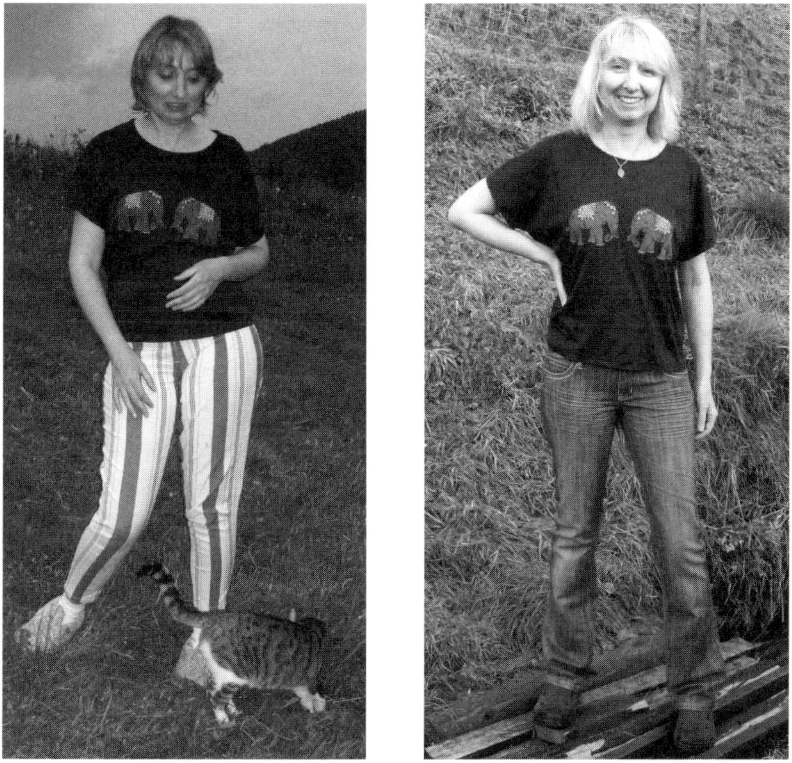

vorher Isabella Pfaff *nachher*

stellen mit starkem Juckreiz und Berührungsempfindlichkeit verbunden. »Die Symptome waren einfach weg!«

»Ich esse jetzt so gesund, wie es nur geht«, sagt die Zahnärztin. Spezielle Salate nach Dr. Walker, fast jeden Tag ein weiches Ei, ein Kräutersalz mit Natursalz anstatt des üblichen Tafel- bzw. Kochsalzes. Letzteres sei durch den chemischen Prozess auf reines Natriumchlorid reduziert, das wiederum zu aggressiv für Pflanzen und für den Körper ist und für Bluthochdruck verantwortlich zeichnet.

»Zu viel Stärke verstopft die feinen Lymph- und Blutgefäße«, weiß Pfaff. Auf ihren Teller kommen jetzt fast ausschließlich Biogemüse und Biosalat. Und das natürlich mit der Hoffnung, dass die Sachen wirklich »bio« sind. Keine Lebensmittel mehr aus Kunststoffverpackungen. Kohlenhydrate werden möglichst nicht zusammen mit Eiweiß oder Früchten gegessen. Generell gibt es wenig Fleisch auf dem Speiseteller, Schweinefleisch ist ganz gestrichen. Stattdessen ist öfters ein selbst gemachtes »Birchermüsli« angesagt. Zum Müsli und den Salaten gibt es ein geschmacksneutrales Leinöl oder für Salate wahlweise auch Olivenöl, Kürbiskernöl oder Walnussöl.

Bio muss es sein!

Eingekauft wird nur mehr im Bioladen. »Das lohnt sich auch geschmacklich.« Ob etwas »gespritzt« worden ist oder nicht, erkenne man sofort am Geschmack. »Wer es nicht glaubt, soll es bitte selbst ausprobieren«, sagt Pfaff. Wer einmal den Unterschied zwischen einer Gurke aus dem Supermarkt und der Gurke aus dem Bioladen gekostet habe, den lasse das nie mehr los. In letzter Zeit wurden den Säften auch Pflanzen (Wildkräuter) beigemischt. Inspiriert wurden sie dabei vor allem von Ralf Brosius, einem Wildkräuterexperten, der mit seiner spektakulären Lungenkrebsheilung bekannt wurde.[29]

»Wer gesund werden will, braucht nur die richtigen Informationen«, ist Isabella Pfaff überzeugt. Die vermeintlich unheilbare Krankheit Lipödem ist verschwunden und einer nie gekannten Gesundheit und Vitalität gewichen. Die Heilung ist innerhalb von nicht einmal sechs Monaten vonstattengegangen, begleitet von vielen anderen positiven Veränderungen. Fettabsaugung sei auch keine Lösung, auch wenn das von diversen Schönheitschirurgen so dargestellt werde, sagt sie. So eine Absaugung kostet bis zu 5.000 Euro. »Wenn man weiter isst wie immer, kommt das Lipödem auch nach einer Absaugung garantiert wieder, ganz abgesehen von den Schäden, die am Gewebe entstanden sind. Außerdem handelt es sich ja mehr um Wasser- als um Fetteinlagerungen«, weiß die Ärztin. »Vor einem Jahr etwa habe ich in einer Venenklinik einen Vortrag über Lipödem gehört, da wurde von Absaugung völlig abgeraten. Aber dass Ernährung was ausmacht, davon wurde da auch nichts erwähnt.«

Neue Lebensfreude

Es sind keine Kompressionsstrumpfhosen mehr nötig und Frau Pfaff hat acht Kilo abgenommen. Die Figur ist »harmonisch«, die Taille wurde wieder sichtbar und keine Spur von Lipödem. Keine Hitze- oder Kälteempfindlichkeit, keine heißen Füße mehr beim Tragen von Sandalen. Die Haut ist nicht mehr so sonnenempfindlich, die Haare haben eine bessere Struktur bekommen. Die Orangenhaut ist praktisch verschwunden, das nächtliche Schnarchen ebenfalls. »Joggen war vorher gar nicht möglich, weil ich in den Oberschenkeln nach fünf Laufschritten unerträgliche Schmerzen verspürte.« Heute joggt sie wieder gerne, und das auch weitere Strecken. Die Kortinsonsalbe für die Spontankeoloide braucht sie nicht mehr. »Ich habe jetzt eine bessere Laune, bin ausgeglichener und viel weniger gestresst«, sagt sie. Generell hat sie mehr Energie und ist leistungsfähiger. Früher war sie nach einem Arbeitstag »fix und fertig« und musste sich zuerst einmal ins Bett legen.

»Es sollten unbedingt mehr Leute erfahren, dass man durch konsequente Ernährungsumstellung so eine Krankheit selbst heilen kann. Die Ärzte bieten alle möglichen aufwendigen Behandlungsmethoden an, die bestenfalls eine kurzfristige Linderung der Beschwerden bringen. Von Ernährungsumstellung und Heilung spricht keiner«, resümiert Pfaff.

Bücher von Norman F. Walker finden Sie in den Literaturhinweisen am Ende des Buches.

Erst nach der Krankheit verstand ich, wie wichtig das Ja-Sagen zum eigenen Schicksal ist. Denn auf diese Weise ist ein Ich da, das auch dann nicht versagt, wenn Unbegreifliches geschieht. Ein Ich, das aushält, das die Wahrheit erträgt und das der Welt und dem Schicksal gewachsen ist. Dann hat man mit einer Niederlage auch einen Sieg erlebt.

C. G. Jung, »Erinnerungen, Träume, Gedanken«

NEURODERMITIS – DAS IST MEINE HEILUNG!

Ihre »Geschichte« beginnt, als sie zwei Jahre alt ist – im Sommer 1972. Die Mutter badet das Kind und entdeckt rote, entzündete Stellen auf den Handrücken der ansonsten sprichwörtlichen Babyhaut. Kurz darauf diagnostiziert die Kinderärztin ein Ekzem und verschreibt eine Kortisonsalbe. Die Tatsache, dass Kortison Nebenwirkungen verursacht, hatte damals weder Arztpraxen noch Privatwohnungen erreicht.

»Ich erinnere mich, dass ich einige Jahre später, also mit etwa sechs Jahren, sogar selbst die Salbe auftragen durfte. Sobald mich der Juckreiz plagte, griff ich erleichtert zu der Tube, die immer am selben Platz im Kosmetikfach lag. Ihr gelartiger, kühler Inhalt verhalf mir, so zu sein wie die anderen Kinder«, erzählt *Kathrin Rick*. Ihre Kinderärztin vermutet die Ursache der Hautentzündung in einer Verunreinigung des Sandkastens, außerdem müssten Tierhaare und Schmutz streng gemieden werden. Daran halten sich ihre Eltern so strikt, dass das kleine Mädchen enttäuschte Tränen weint, als es sich einige Jahre später ebenso sehnlich wie vergeblich einen Hund wünscht. Als Trost bekommt es einen großen Stoffbernhardiner, den es so lieb hat, »als handelte es sich tatsächlich um ein lebendiges Wesen«.

Scheinheilung durch Kortison

»Damals wurde innerhalb einer Woche der Grundstein für ein Verständnis meiner Krankheit gelegt, das ich selber viele Jahre lang verteidigte und erst in einer alles umkrempelnden Therapie loslassen konnte. Ich lernte bereits als Kleinkind, dass mein physischer Körper krank ist, dass diese Krankheit von außen verursacht wird und durch ebenso äußere Mittel zum Verschwinden gebracht werden kann. Und ich gewöhnte mich daran, dass ich Juckreiz, Kratzen und offene Hautstellen nicht ertragen muss, weil mich Kortison ja von diesen Zuständen befreien kann«, erklärt Rick.

Etwa zehn Jahre später ändert sich ihre »komfortable Situation« schlagartig: durch Umzug in eine andere, ferne Stadt. Zeitgleich wird aus dem leichten Ekzem an den Handgelenken und Armbeugen eine akute Ganzkörperentzündung. Äußerlich souverän angesichts der räumlichen Veränderung, agiert die Zwölfjährige ihre Angst vor dem Neuen, ihren Schmerz über den Verlust von Freunden und alten Gewohnheiten, ihre Einsamkeit in der neuen Umgebung über ihre Haut aus. »Allerdings war mir dieser Zusammenhang nicht bewusst. Vielmehr erschien mir die Hautkrankheit als zusätzliches Übel in einer ohnehin schwierigen Zeit. Es zu beseitigen, empfand ich als Voraussetzung dafür, mich überhaupt der Fremde und der neuen Umgebung zu öffnen.«

Auf der Suche

Zahlreichen Ärzten wird unter mütterlicher Aufsicht ihr roter, aufgekratzter Körper vorgeführt. Nun hat ihre Krankheit auch einen Namen: *Neurodermitis.* Diese werde vererbt und sei nicht heilbar, sondern höchstens zu lindern, meinen die Ärzte. Sie schließen allerdings das Kortison wegen seiner Nebenwirkungen und der Spätfolgen, wie etwa Ausdünnung der Haut, aus. Zu deutlich sind bereits jetzt die Dehnungsstreifen – Striae genannt – auf den Handrücken ihrer jungen Patientin sichtbar. Stattdessen wird nun ausprobiert, was der Pharma- und Medizinmarkt an Alternativen zu bieten hat.

»Viele Salben, Bäder und Präparate verschafften mir kurzfristig Erleichterung, manchmal war ich während eines Urlaubs am Meer sogar symptomfrei. Doch zuverlässig drängte sich die Neurodermitis zurück auf meinen Körper und in meinen Alltag. Ich durchlebte die Tortur, die jeder Betroffene kennt und die jeden Angehörigen zermürbt. Nachts kratzte ich, statt zu schlafen. Tagsüber war ich müde, gereizt und wie verpanzert in meiner mal borkigen, mal schuppenden oder nässenden Haut. Statt meine Jugend auszukosten, versteckte ich mich vor dem Leben, verhüllte meinen Körper, meine Gefühle und entfernte mich so immer mehr von den Menschen und von mir selbst«, erinnert sich Rick. Sie sucht weiter nach Erlösung, denn irgendwie muss diese Neurodermitis doch wegzubekommen sein, die von irgendwoher ihre Haut zerstört. Sie zerstört auch ihr Lachen, ihre Leichtigkeit, Lebensfreude und Zuversicht. Und manchmal auch die Hoffnung, dass dieser furchtbare Zustand einmal enden werde.

Die Logik der Krankheit

Vor allem leuchtet ihr die »Logik der Krankheit« nicht ein – der Grund also, warum sie Neurodermitis hat. Alle vorwurfsvollen Erklärungsversuche der Eltern – zu viele Süßigkeiten, zu wenig Bewegung an der frischen Luft, zu viel Fernsehen und zu wenig Schlaf – lassen sich stets mit Mitschülern widerlegen, die all dies viel extremer leben als sie, doch dabei eine gesunde Haut behalten. Da erscheint es ihr schlüssiger, dem Umzug und damit ihren Eltern die Schuld für alles zu geben: dass sie gezwungen wurde, den Schritt ins Unbekannte zu gehen, einen Schritt, den sie nicht verkraften konnte und über den sie krank geworden ist. Auch die Nerven der Eltern liegen blank. Was immer sie tun, stößt beim Kind auf Ablehnung und bleibt meist erfolglos.

»In dieser Zeit erfuhr ich auf schmerzhafte Weise, wie machtlos ich gegenüber meiner Krankheit und dem Leben war. Ich fühlte mich als Opfer und verlor so mein Urvertrauen und meine Selbstsicherheit.« Andererseits erfuhr sie nicht nur Ablehnung, sondern auch Mitleid und sagt: »Es wurde mir mancher Dienst erwiesen.«

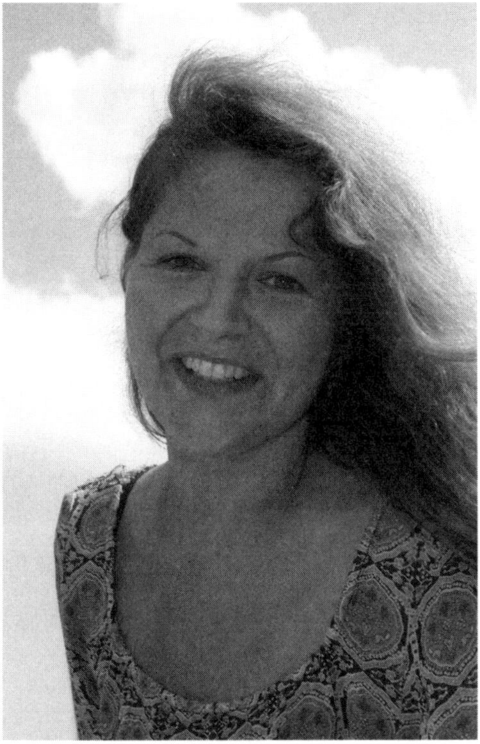

Kathrin Rick

Comeback der »Wunderdroge«

Wiederum zehn Jahre später sind ihre Geduld und Energie erschöpft, immer wieder Neues auszuprobieren, was dann doch nicht hilft. Zuerst die Hoffnung und am Ende die Enttäuschung. Alt genug, um selbst zu entscheiden – sie ist knapp 22 Jahre alt –, beschließt sie, weitere Linderungsversuche zu unterlassen, und kehrt zum Kortison zurück.

Dieses gab es inzwischen in verträglicherer Form unter dem Namen »Hydrokortison«. Zu jener Zeit war sie auch bereit, »härtere Geschütze« aufzufahren. Zu verlockend ist die Aussicht, nachts wieder durchschlafen zu können, tagsüber ihre Haut zu zeigen und ihren Körper zu Sport und Spaß gebrauchen zu können – zu verlockend, endlich wieder zu leben!

Nach langer Abstinenz von der Welt und den Menschen »da draußen« nähert sie sich diesen in kleinen Schritten an. Dass sie mit Anfang 20 das Einmaleins der Beziehungen nur wie »eine Erstklässlerin« beherrscht, erscheint ihr ebenso grotesk wie ihrer Umwelt. Aber auch die neue Kortisonsalbe kann ihre Hautentzündungen weder tief greifend noch dauerhaft entfernen. Ihre Krankheit, ihr Makel, begleitet sie, was immer sie tut.

»Mir wurde in diesen Jahren bewusst, wie sehr mein Leben durcheinandergeraten ist. Während ich mich äußerlich in die Anforderungen von Studium und Karriere, von Freundschaft und Liebe eingliederte, blieben mir viele gesellschaftliche Konzepte innerlich fremd. Ich habe gelernt, wie kostbar Lebenszeit und -genuss sind, wie schnell sie einem genommen werden können, und dies ließ mich gegen manchen Status quo rebellieren, dem sich andere fraglos anpassten.«

Neurodermitis ist heilbar

Es dauert nur wenige Jahre, bis das Kortison ihre Haut so ausdünnt, dass sie sich zum Handeln gezwungen fühlt. Das Angebot an Neurodermitis-Therapien hat sich in der Zwischenzeit vervielfältigt, nun wittert sie ihre »Feinde« im Amalgam und in allergenen Nahrungsmitteln. Es folgen Therapien mit dem UV-Licht. Entsprechend ihrem hohen Einsatz an Zeit und Geld hält auch der Erfolg länger an, zeitweise kann sie das Kortison absetzen, doch eine dauerhafte Heilung bei einem normalen Lebensstil bleibt ihr verwehrt.

Eines Tages – Rick ist Anfang dreißig – lässt eine»schicksalhafte Kraft« sie stehen bleiben und zur Seite schauen. Sie ist gerade auf dem Weg zu ihrer UV-Bestrahlung, als sie das Plakat entdeckt: *»Neurodermitis ist heilbar.«*

»Das war eine Botschaft, von der ich dreißig Jahre lang hörte, dass sie unwahr ist.« Sofort weiß sie, dass sie den angekündigten Vortrag besuchen muss. Die These auf dem Plakat wird von dem referierenden

Professor einer deutschen Klinik (*siehe Kasten S. 138*) noch präzisiert: »*Neurodermitis kann nur selbst geheilt werden – wie jede chronische Krankheit.*«

Der Arzt bot ein Erklärungsmodell für die Entstehung von Neurodermitis an und dafür, wie sich diese am Leben erhält. Es handle sich um ein nicht verarbeitetes Trennungserlebnis, das zu der Fehlsteuerung von Entzündungszellen im Körper führe, deren Symptome als Neurodermitis erlebt würden. Durch die Pflege der Krankheit, durch Mitleid, emotionalen Stress und ungesunde Lebensweise werde die Krankheit aufrechterhalten und verstärkt. Sie könne aber geheilt werden, wenn der Betroffene die Fehlsteuerung korrigiere. Dies gelinge vor allem durch tiefe Entspannung in der Form des Autogenen Trainings, das die körperinternen Prozesse harmonisiere.

Eine Therapie, die hilft

»In mir bröckelte ein Gebäude von Meinungen. Nicht ich war schuld, nicht meine Eltern oder Partner, es war niemand schuld an meiner Krankheit. Und auch die Umwelteinflüsse, die Milben in der Matratze, das unreine Wasser im Badesee, die Südfrüchte, auf die ich im Winter nicht verzichten mochte, all dies und vieles mehr verursachte nicht meinen Hautzustand. Endlich gab es eine Gegenmeinung zu der Prognose ›lebenslänglich‹ und einen Zugang, um meine Krankheit zu begreifen. Ich fühlte, dass ich die Befreiung von der Neurodermitis ab jetzt in meine eigenen Hände nehmen konnte. Obwohl eine Skeptikerin, war da plötzlich in mir ein großes Vertrauen. Ich wusste intuitiv, dass ich wahrscheinlich der wertvollsten Hilfe meines Lebens gegenüberstand«, erklärt sie.

Sofort nach der Veranstaltung sucht sie das Gespräch mit dem Professor. Sie will unbedingt in seine Klinik kommen, in der hauptsächlich Kinder aufgenommen werden. Der Professor spürt, wie ernst es ihr damit ist, und verspricht ihr einen Therapietermin. »Obwohl ich nie an meinem Vorhaben zweifelte, dauerte es etliche Monate, bis ich es in die Tat umsetzte. Diese Zeit benötigte ich, um mich an den aufregenden Gedanken zu gewöhnen, dass ich tatsächlich gesund werden kann.«

Sie setzt das Kortison ab und erlebt wieder einmal die ungeschminkte Pein ihrer kranken Haut. Jeder Blick in den Spiegel, jeder entzündete Quadratzentimeter zeigen ihr, welche guten Gründe sie hat, sich von einem Dermatologen in die Klinik überweisen zu lassen.

Es geht um mich

Die Neurodermitis ist die maßgebende Komponente in ihrem Leben geworden. Sie spürt, dass ohne die Einschränkungen ihrer Krankheit sie selbst und ihr Leben ein anderes wären. Intuitiv ist da die Rückverbindung mit einem Wissen, »das nie verloren, sondern nur vergessen war«: *die Kraft der Selbstheilung.*

»Die Zeit in der Klinik, diese Arbeit an mir selbst, genoss ich wie einen Urlaub für Körper, Seele und Geist. Der Tagesablauf war strukturiert, die Kommunikation der Ärzte, Therapeuten und Krankenschwestern sachlich und klar und ihre Absicht liebevoll. All dies gab es ja in meinem normalen Leben kaum. Bei mir glich kein Tag dem anderen. Mein Lebensgefährte überschüttete mich mit Liebesbeweisen, gleichzeitig kam es zum Streit, sobald ich seinen Vorstellungen widersprach. Niemand in meinem Umfeld, ich selbst eingeschlossen, äußerte seine Wünsche eindeutig, vielmehr versteckten wir uns alle hinter der Furcht, abgelehnt zu werden. Und dann war da die ständige Flut von Informationen, sei es aus Medien oder direkt von Menschen, von denen ich in der Klinik abgeschirmt war, und ich merkte, wie gut mir dies tat«, erzählt sie.

Während dieser zwei Wochen begreift sie die Muster, die der Neurodermitis und ihren Symptomen zugrunde liegen. All jene Verhaltensweisen, die sie gelernt oder sich selbst angewöhnt hat und die eine liebevolle, konsequente Interaktion mit ihren Mitmenschen verhindern. »In der Klinik ging es nur um mich und den Austausch mit anderen Betroffenen und in diesen Therapiegesprächen kam ich mir selbst so nahe wie nie zuvor. Das war keinesfalls immer angenehm, musste ich mir doch ehrlich eingestehen, dass ich auch manche Vorteile durch meine Krankheit genoss. Genauso deutlich wurde mir, welch besonderer und liebenswerter Mensch ich bin. Und dass ich meine Empfindsamkeit und Eigenwilligkeit entscheidend durch die Neurodermitis entwickelt habe.«

Die Vergangenheit ruhen zu lassen, weder die Eltern noch den Partner zu ändern zu versuchen, sondern einfach ihren Weg zu gehen, sich abzugrenzen von dem, was ihr schadet, aber auch Nähe einzufordern – all das begreift sie nun als ihre Aufgaben. Und natürlich beobachtet sie ihre Haut mit Argusaugen.

Der Weg zur Heilung

Der Klinikaufenthalt war eine große Hilfe: »Alle übten täglich Autogenes Training, der Körper wurde gleichzeitig von den Pflegeprodukten und den Medikamenten entwöhnt. Die Ernährung war streng basisch und morgens um halb sieben weckte uns die Krankenschwester – mehr als einmal musste ich meine gewohnten Zugeständnisse an mich selbst überwinden. Doch meine Haut dankte es mir – ich ruhte in mir wie nie zuvor.«

Über Jahre hinweg dachte sie, dass die entscheidende Wende in ihrem Leben der unglückselige Umzug mit ihren Eltern gewesen sei. »Aber die wirkliche Wende und mein Neubeginn lagen in diesem Klinikaufenthalt. Ich bekam die Chance, ab jetzt vieles anders zu machen«, so Rick.

Nach Hause zurückgekehrt, ist sie sicher, dass sie gesund wird. Die Psychologen und Ärzte haben sie darauf vorbereitet, dass dies ein längerer Prozess werden könne. Sie will ihn aber beschleunigen, so gut sie kann, denn »ich hatte jetzt begriffen, dass ich allein meine Gesundheit und mein Leben gestalte.« Mit eiserner Disziplin verzichtet sie auf Cremes und Lotionen und nie gibt es eine Ausrede für das Nicht-Praktizieren des Autogenen Trainings. Allein bei der Ernährung gesteht sie sich neben Obst, Gemüse, Milch- und Vollkornprodukten auch Schokolade und Kuchen zu.

Verantwortung übernehmen

»Ich veränderte mich, wurde selbstbewusster und selbstbestimmter und ließ langsam das Bedürfnis los, andere sollten für mich die Verantwortung übernehmen. Diese Entwicklung kostete allerdings Kraft und Zeit. Es ging vorwärts, dann wieder zurück. Ich setzte mich mit meinen Mitmenschen in unangenehmen Diskussionen auseinander und spürte zunehmend, wie viel Energie mir dies abverlangte. Viele waren keineswegs begeistert von meiner Wandlung und ließen es mich mit angriffslustiger Kritik und Geringschätzung für meine neuen Werte spüren. Ich verlor Freunde, deren Bild von mir ich nicht mehr entsprach, gewann aber neue hinzu. Ich verließ meinen Partner und entzog mich seinem Einfluss, nachdem ich unwiderruflich erkannt hatte, dass sich seine und meine Vorstellung von unserer Beziehung widersprachen und zu ständigem Kampf führten.«

Zum ersten Mal in ihrem Leben steht sie allein und lehnt sich an niemanden anderen an. Sie ist frei! Und das heißt vor allem: symptomfrei. Sie erlebt ungewohnte Leichtigkeit und Lebensfreude. Ihr Leben wird in positiver Weise aufregend, ihre Arbeit bringt sie mit interessanten Menschen zusammen und führt sie in fremde Länder. Neue Freundschaften und Beziehungen entstehen. Auch neue Verluste muss sie hinnehmen, doch diesmal reagiert sie nicht mit der Haut, sondern kann ihre Trauer fühlen und zulassen. Es kommt wieder zu einer Annäherung mit den Eltern, vergangene Verletzungen werden langsam geheilt. Aus ihren vorsichtigen Schritten ist ein bewusster Prozess der Selbstheilung geworden, der sie begeistert und mit Freude erfüllt.

Hilfe zur Selbstheilung

»Ich erlebte, dass Neurodermitis tatsächlich zu steuern und zu heilen ist. Dennoch vertreten Schulmedizin und Pharmazie weiterhin das Dogma der Unheilbarkeit und negieren Erfolge wie den meinen. Es empört mich, dass eine so wichtige Erkenntnis den von Krankheit Betroffenen vorenthalten wird. Vielleicht lernen Menschen immer besser, sich selbst zu heilen, wenn ihnen nicht erfolgreich geholfen wird. Doch dies setzt voraus, in sich und auf das eigene Leben zu schauen und was da im Argen liegt. Und dies ist schwierig, denn für uns selbst sind wir Menschen blind, und es tut erst mal weh, sich selbst zu erkennen, bevor dieser Blick befreit«, sagt sie.

Sie beschließt, ihre Erfahrungen an andere Menschen weiterzugeben, verfasst den Roman »*Gefangen Geheilt in Neurodermitis-Haut*« (*siehe Literaturhinweise*), in den sie ihre eigenen Erlebnisse und Erkenntnisse einfließen lässt. Mit ihrer Geschichte greift sie die Erscheinungsformen der Neurodermitis auf und will anderen Betroffenen und ihren Angehörigen für die Selbstheilung Mut machen.

Eine letzte Veränderung steht an: Sie gibt ihr bisheriges Arbeitsfeld auf, erwirbt therapeutische Fähigkeiten und Kenntnisse und begleitet Menschen auf jenem Gebiet, das sie auch durchschritten hat und immer wieder durchschreitet: »Die menschliche Seele und ihr Weg zu sich selbst.« Sie ist überzeugt: Es ist die Bewusstwerdung für das, was wir sind, wodurch die Heilung bewirkt wird.

Der Weg zu sich selbst

»Meine persönliche Gabe ist es, zu erkennen, was bei einem anderen Menschen nicht stimmig ist, um diese Missstände zusammen mit meinem Gegenüber herauszuarbeiten. Nicht nur bei Neurodermitis fehlen Menschen eigene Wesensanteile, die integriert werden möchten. Andere Eigenschaften dagegen werden oft kompensierend gelebt. In das individuelle innere Gleichgewicht, in die Ganzheit zu gelangen, betrachte ich als Ziel eines jeden Menschen. Der Körper mit seinen Symptomen dient dafür als verlässlicher Anzeiger; denn gehe ich einmal sorglos mit mir um oder missachte meine Bedürfnisse, zeigt er durch leichte Symptome an, dass etwas nicht stimmt.«

»Schaue ich heute meine Haut an, die so zart, gebräunt und unversehrt geworden ist, aber auch ihre unwiderruflichen Narben und Pigmentflecke hat, so erzählt sie deutlich von meinem Leben. In diesem Leben habe ich viele Weichen im Bewusstsein meiner Krankheit gestellt, habe keine Kinder bekommen aus Furcht, ihnen meine Krankheit zu vererben, habe manchen Weg abgebrochen, aus Angst, mich zu überfordern, und bin stattdessen umso schwierigere Wege gegangen. Doch ich bin in Frieden mit meinen Erfahrungen und dankbar für alles, was gewesen ist. Das heißt nicht, dass ich das beschönige. Ich habe wirklich gelitten und wusste oft nicht mehr wohin«, so Rick. »*Aber nur mir selbst konnte diese Heilung gelingen.*«

»Resümiere ich meinen Heilungsprozess, dann ist dies sein entscheidendes Merkmal: Meine Angst vor der Neurodermitis, die mir früher so unberechenbar erschien, ist seit Langem weg. Denn meine Angst vor mir selbst, vor dem Unbekannten in mir, ist verschwunden und stattdessen habe ich Freude an mir und meinen vielen Facetten.«

Das Gelsenkirchener Behandlungsverfahren

Der Arzt Ernst August Stemmann geht davon aus, dass sich eine Neurodermitis oder ein »atopisches, endogenes Ekzem« nur selbst heilen lässt. Spontanheilungen würden dem Dogma des »Unheilbar« widersprechen. Betroffene verlieren ihre Neurodermitis spontan, das heißt »aus eigenem Antrieb bzw. von innen heraus«.

Sein »Gelsenkirchener Behandlungsverfahren« behandelt hauptsächlich an Neurodermitis und Asthma erkrankte Kinder. Die Therapie umfasst medizinische, psychologische, pflegerische und ernährungsmedizinische Maßnahmen, allergen- und säurearme Ernährung sowie die Ausschaltung umweltbelastender Stoffe. Besonderes Gewicht wird auf das Erlernen von Stress-Bewältigungstechniken gelegt. Die Methode wurde von Professor Stemmann in den Jahren von 1970 bis 1980 entwickelt und publiziert. Der Neurodermitis-Kranke leide unter keinem Immundefekt, sondern habe vielmehr eine Fehlsteuerung erworben, d. h. er leitet bei Stress seine »Entzündungszellen« in die gesunde Haut fehl und sie erzeugen dort eine Entzündung (Dermitis). Zusätzlich werde die Haut überempfindlich. Prof. Stemmann: »Wenn behauptet wird, die Neurodermitis sei unheilbar, so dürfte es keinen Menschen geben, der seine Krankheit je verloren hat. Eine einzige Spontanheilung reicht aus, um zu beweisen, dass die Neurodermitis grundsätzlich ein heilbares Leiden ist.«

Wer nicht jeden Tag etwas für seine Gesundheit aufbringt,
muss eines Tages sehr viel Zeit für die Krankheit opfern.
Sebastian Kneipp

DIABETES – DIE GROSSE CHANCE

Hans Lauber war gerade fünfzig geworden, als ihm die Diagnose *Diabetes* »vor den Latz« geknallt wurde. »Das war mein Weck- und Aufbruchsignal. Jetzt bin ich ein Ex-Diabetiker, denn ich habe meinen Diabetes besiegt«, sagt er heute.

Jedes Jahr werden allein in Deutschland rund 300.000 neue »Typ-2-Diabetiker« diagnostiziert – Tendenz steigend. Acht Millionen Kranke sind es heute insgesamt in Deutschland, man vermutet eine »Dunkelziffer« von vier Millionen noch nicht diagnostizierten Fällen. »Langfristig wird diese Masse an Diabetikern für das Gesundheitssystem nicht mehr finanzierbar sein«, glaubt Lauber. Es müsse radikal gegengesteuert werden – und zwar gesellschaftspolitisch.

Kein Insulin

»Der Zucker kommt ja nicht von heute auf morgen, er baut sich schleichend auf«, sagt Lauber. Es war vor dreizehn Jahren, als ihm der Diabetologe sagte, dass er an Diabetes mellitus vulgo Diabetes 2 litt. Ein Schock. Zunächst nahm er brav sein vom Arzt verschriebenes Antidiabetikum ein. Das wirkte aber nach kurzer Zeit nicht mehr richtig, sodass dem ein stärkeres Mittel nachfolgen sollte. Und dann kam der Satz vom Arzt, der ihn endgültig wachrüttelte. »Warum denken Sie langfristig nicht auch einmal an Insulin?«

Lauber arbeitete als Journalist bei großen Wirtschaftsmagazinen. Ab 1992 war er bei einem großen privaten Fernsehsender einer der

Marketingchefs und verdiente ausgezeichnet. Doch der Job war stressig, oft wurde durchgearbeitet – auch am Wochenende. Und wie in dieser Branche üblich, wurde abends auch gefeiert.

»Als ich mich von meinem Schock erholt hatte, habe ich erst einmal alles gelesen, was es über das Thema Diabetes gab, und ich habe mit Ärzten und Apothekern gesprochen«, erzählt Lauber. Bald schon habe er erkannt, dass die ganze Sache etwas mit Bewegung und Ernährung zu tun hat. Dinge, denen er vorher wenig bis gar keine Aufmerksamkeit geschenkt hatte. Und er begann mit dem konsequenten Messen seines Blutzuckers. »Dann bin ich raus aus meinem stressigen Job und habe mich ein halbes Jahr lang fast ausschließlich mit meinem Diabetes beschäftigt«, sagt Lauber. Sein Arzt konnte ihm jetzt nicht mehr weiterhelfen. Für ihn ging es nur mehr um die Frage: Was kann ich selber tun?

Der erste Marathon

Lauber begann zu laufen. »Dabei hatte ich mit Sport nie was am Hut«, sagt er. Etwa fünfzehn Kilogramm Übergewicht mussten abgebaut werden. Bei der anschließenden Silvesterfeier verkündete er ganz groß, dass er ab dem neuen Jahr nichts Süßes mehr essen werde. Tatsächlich war das Jahr 2000 ein weitgehend zuckerfreies Jahr, was in seinem Umfeld eher mit Unverständnis aufgenommen wurde. »Das ist mir selbst auch schwergefallen, aber das war wahrscheinlich die Basis für meinen Erfolg.« Gleichzeitig forcierte er das Laufen und die Begeisterung dafür wuchs. Bald schon lief er seinen ersten Halbmarathon. Seit über zehn Jahren hält er nun sein »Traumgewicht« von 68 Kilo.

Ein Dreivierteljahr später war der nächste Check bei seinem Arzt. Der verstand die Welt nicht mehr: »Wo ist Ihr Diabetes geblieben? Der ist nicht mehr da!« Sofort wollte er wissen, bei welchem Arzt er war und welche Medikamente er genommen hatte. Lauber legte die Karten auf den Tisch: »Kein Arzt und keine Medikamente! Ich bewege mich nur und ernähre mich anders!« Der Arzt, der schon Insulin angedacht hatte, kam aus dem Staunen nicht mehr heraus, wies doch sein »Pati-

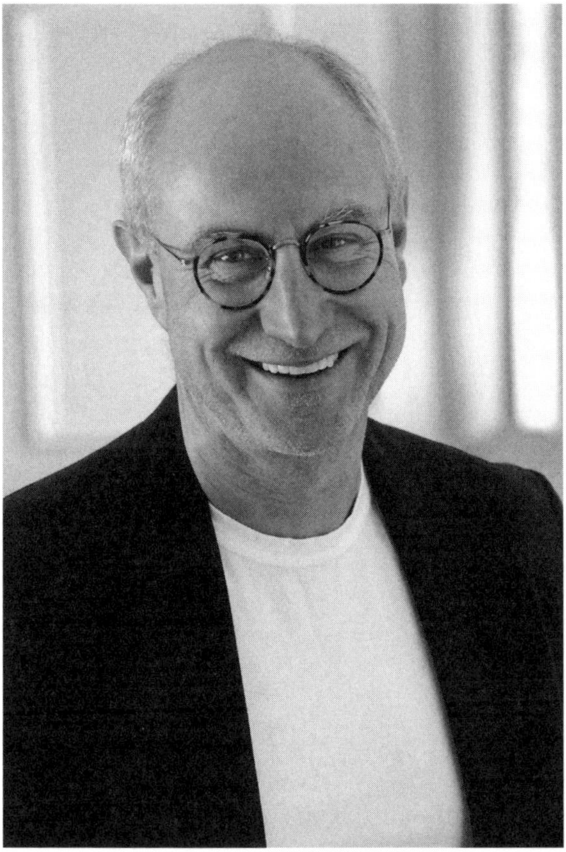

© Privat

Hans Lauber

ent« außerdem noch nie gekannte, traumhafte Cholesterinwerte auf. »Das war quasi ein Abfallprodukt meines neuen Lebensstils«, erklärt er.

Fit wie ein Diabetiker

Manche Menschen fragten ihn damals, ob er denn krank sei – so schlank, wie er bald war. »Vielleicht bin ich nicht zu schlank, vielleicht seid ihr nur zu dick!«, gab er zur Antwort. Die meisten Menschen in seiner Umgebung wussten ja, dass er Probleme mit dem Zucker hatte. Ab nun quittierte er diesbezügliche Fragen immer mit dem Satz: »Ich bin halt fit wie ein Diabetiker.« Und so wurde dieser »geflügelte« Satz auch zum Titel seines ersten Buches.[30] Sein Verlag, der zahlreiche Bücher zum Thema Diabetes herausgibt, war begeistert: Das erste Mal kam jemand auf die Idee, Diabetes nicht als Krankheit, sondern als Chance zu betrachten. Authentisch dokumentiert er in seinem Buch auch seine Rückschläge und wie er mit ihnen umgegangen ist. Viele Dankesschreiben von Betroffenen sind seither eingegangen. Auch die Zustimmung der Ärzte war ihm wichtig. »Aber die These, dass man auch ohne Medikamente auskommen kann, ist bei denen nicht sehr beliebt«, glaubt der Ex-Manager.

Selbstverantwortung

Am Anfang dachte er noch, dass man viel mehr Menschen zur Selbstverantwortung bekehren könnte. »Aber wer nicht will, bei dem geht es einfach nicht«, weiß Lauber. Irgendwann würden die Krankenkassen sagen, wir bezahlen deine Medikamente, aber nur, wenn du etwas tust. Langfristig komme sicher auch der Zwang von außen, denn die Flut an Diabetikern sei nicht mehr finanzierbar. »Besser ist es aber, wenn man die Begeisterung in den Betroffenen selbst weckt«, sagt der 63-Jährige. Viele Leute würden einfach vor dem Wort »Sport« zurückschrecken. Dabei gehe es gar nicht um Sport, sondern um Bewegung. Bei den körperlichen Übungen solle darauf geachtet werden, dass möglichst viele Muskeln beansprucht werden. So werde Muskelmasse aufgebaut, womit eine konstante Glukose- und Fettverbrennung entsteht. Das bewirkt langfristig eine Gewichtsabnahme.

Diäten sind Blödsinn

Das Schädliche an Diätkuren sei, dass damit meistens auch Muskelmasse abgebaut wird, es sinkt der sogenannte »Grundumsatz«, also das, was laufend an Fett verbrannt wird. Letztlich nehmen die Menschen dann zu. »Ich halte die meisten Diäten für Blödsinn. Wenn man eine macht, sollte man sich zumindest bewegen«, so der Hobbyläufer. Er selbst legt beim Joggen schon einmal bis zu zehn Kilometer zurück – und schafft bei einer Bergwanderung locker 1000 Höhenmeter. Ein normaler Spaziergang sei zu wenig, immer solle man auch »eine leichte Anhöhe« ins Auge fassen. Schon Sebastian Kneipp habe das gewusst. »Unser Körper ist außerdem aus uralten Zeiten noch auf zehn Kilometer pro Tag programmiert«, sagt Lauber. Auch die geistige Fitness nehme durch das Laufen zu: »Ich schreibe meine Bücher immer nach dem Laufen, das geht dann ganz leicht und wunderbar.«

Echte Prävention

Die Krankenkassen handelten kurzfristig und sie hätten auch an Prävention kein wirkliches Interesse. Prävention lohne sich nämlich nur langfristig. »Wie die ganze Gesellschaft denken auch die Kassen kurzfristig. Zu dieser Kurzsichtigkeit kommt ein falsches Menschenbild. Denn Kassen sehen ›Lifestyle-Diabetiker‹ nicht als potenziell Gesunde, sondern als tendenziell Kranke. Ein Verständnis, das durch die sogenannten ›Disease-Management-Programme‹ – systematische Behandlungsprogramme für chronisch Kranke – gefördert wird«, sagt Lauber. Hinzu komme, dass Typ-2-Diabetiker durch diese Programme nicht in ihrer Aktivrolle gestärkt würden, sondern passiv die Verantwortung für ihre Stoffwechselstörung an das Disease-Management-Programm abtreten – und dort »locken« ganz schnell Medikamente. »Mein Vorschlag ist daher, die Gelder aus diesen Programmen komplett in die Prävention zu stecken, denn wer nicht krank wird, braucht auch kein Management seiner Krankheit«, sagt Lauber.

Auch die Diabetologen seien keine Diabetes-Präventierer, für die meisten »Lifestyle-Diabetiker« hätten diese Experten nicht die richtigen Antworten. Ihr Denken sei auf Kranke und auf Medikamente ausgerichtet – Prävention stehe da nicht im Fokus. »Prävention muss aber der Königsweg werden, wenn die Diabetes-Epidemie langfristig nicht nur begrenzt, sondern sogar eingedämmt werden soll. Dazu braucht es gesellschaftspolitische Interventionen«, so Lauber. Dazu gehörten auch Verbote und neue Steuern – radikale Einschnitte, zu denen die Ärzte mit Ausnahme einiger weniger nicht bereit seien. »Auf den vielen Diabetes-Kongressen und Veranstaltungen muss ein Rollenwechsel stattfinden. Neben den Ärzten gehören auf die Podien an führender Stelle endlich auch Ökonomen, Psychologen, Ernährungswissenschaftler, Köche, Sportler und ›siegreiche Lifestyle-Diabetiker‹ – so wie ich«, erklärt er.

Kampf den Bewegungsverhinderern

Hätte er nicht die Verantwortung für sich übernommen, wäre er laut Empfehlungen der Ärzte möglicherweise insulinpflichtig. In kaum einem anderen europäischen Land verschrieben die Ärzte den Typ-2-Diabetikern so früh Insulin wie in Deutschland – obwohl der Körper den Blutzuckersenker häufig noch selbst produziert. »Trotzdem sind die Diabetiker bei uns nicht gesünder – im Gegenteil: Denn das Hormon macht tendenziell dick und Übergewicht ist eine der Hauptursachen des Lebensstil-Diabetes. Außerdem beendet der Körper dann in der Regel die eigene Insulinproduktion. Gerade diese Frühinsulinierung ist einer der wesentlichen Kostentreiber im Gesundheitssystem«, weiß Lauber.

Ein weiterer Vorschlag von ihm: Wer sich nicht bewegt, soll zahlen. »Unsere Gesellschaft verbannt Bewegung aus dem Alltag durch Autos, Bahnen, Rolltreppen, Aufzüge. Zu diesen direkten Bewegungsverhinderern kommen noch indirekte wie die elektronischen Medien. Sie fesseln vor allem junge Leute für Stunden vor Monitore – und halten sie vom Toben und Spielen ab. Hier könnte eine von den elektronischen Medien zu zahlende ›Inaktivitätssteuer‹ greifen«, glaubt Lauber.

Aktiv sein

Aktivität in alle Richtungen sei wichtig. Dazu gehöre auch das Blutzuckermessen. Wer nicht misst, könne auch nicht handeln: »Auch wenn die herrschende Diabetologie diese Korrelation gerne anzweifelt: Ohne die eigene Messung des Blutzuckers gibt es keine eigenverantwortlich handelnden Diabetiker«, sagt Lauber. Nur diese »Selbst-Heiler« würden auch in der Lage sein, die millionenfachen Diabetes-Fälle signifikant nach unten zu drücken. Da Zucker nicht weh tut, sind überhöhte Werte nicht zu spüren. »Erst wer misst, weiß, wo er steht, kann dann handeln, zum Beispiel seine Ernährung umstellen.«

Es gebe auch genügend natürliche Zuckersenker, die in der Volksheilkunde einen hohen Stellenwert hätten – wie etwa Bockshornklee oder Brennnesseln. Sie haben in der Schulmedizin keine Bedeutung. Das liege vor allem daran, dass es keine klassischen Medikamente sind, die sofort wirken, wie etwa orale Antidiabetika. Das hieße aber nicht, dass sie im Rahmen eines eigenverantwortlichen, auf Medikamentenfreiheit zielenden Umgangs mit dem Lebensstil-Diabetes unwirksam sind. »Da sich diese bewährten Pflanzenstoffe nicht patentieren lassen, rentiert sich für Pharmaunternehmen die Forschung nicht. Deshalb müssen staatliche Institute, wie es sie in den USA schon gibt, die Weiterentwicklung und Analyse dieser vergessenen Heilmittelschätze übernehmen«, fordert Lauber.

Eindämmung der Zuckerflut

»Zucker ist die Hauptursache für Diabetes«, weiß Lauber. In »Softdrinks«, aber auch in den »Energy-Drinks« ist enorm viel Zucker enthalten, es entspricht in etwa 40 Stück Würfelzucker. »Wenn man so was trinkt, schießt der Blutzucker in die Höhe.« Der Körper versuche, immer ein Gleichgewicht zu halten, um die »Zuckerflut« zu dämmen. Es wird immer mehr Insulin ausgeschüttet und in dieser Zeit alles andere in den Fettzellen abgespeichert. Auch wenn man sich hauptsächlich von Kohlenhydraten ernähre, wird man zu 90 Prozent Diabetes bekommen. »Langfristig werden die Menschen auf jeden Fall dick, und darum sind auch so viele Jugendliche schon übergewichtig und bekommen Diabetes«, sagt Lauber.

Leider wollten die Ärzte den Diabetes als schwere Krankheit verkaufen, dabei sei es in erster Linie eine Stoffwechselstörung. In diesem Wort stecke schon alles drinnen. »Wir müssen nämlich die Stoffe wechseln, die wir zu uns nehmen«, sagt Lauber. Diabetes solle als Chance, sein Leben noch einmal neu zu gestalten, gesehen werden. Darum nennt Lauber die Krankheit auch oft »Lifestyle-Diabetes«. »Unser westlicher Lifestyle neigt sich dem Ende zu, denn damit schaufeln wir uns unser eigenes Grab.«

Die Leute sollten wieder ein Gefühl für ihren Körper entwickeln. Spüren, was passiert, wenn man etwas Bestimmtes isst, denn jeder Körper hat einen anderen Stoffwechsel. Über dreißig Kilo Zucker verbraucht jeder Deutsche durchschnittlich im Jahr. »Diese Zuckermassen sind ein wesentlicher Verursacher der grassierenden Diabetes-Epidemie – auch wenn die Industrie, aber auch viele Experten diesen Zusammenhang immer wieder bestreiten«, sagt Lauber. Eine »Fat Tax« oder »Sweet Tax« könne man einführen und mit dem Geld in Präventionsprogramme investieren.

Fast Food macht fett

»Wie ein Masterplan zum Dickwerden liest sich das Konzept der Fast-Food-Industrie: Viele schnelle Kohlenhydrate in pappigen Brötchen, in zuckrigem Ketchup, in Desserts, in Süßgetränken. Viel Fett in Würsten, ungesunde gesättigte Fette aus Fritteusen«, sagt der Hobbykoch. Und dieses »süße Fett« werde dann meist auch noch schnell hinuntergeschlungen, oft im Stehen, sodass so etwas wie eine geordnete Mahlzeit mit ihrer strukturierten Nahrungszufuhr nicht entstehen könne. Immer mehr Jugendliche würden so frühzeitig auf einen künstlichen Surrogat-Geschmack dressiert, der sie das Echte als das Falsche verachten lässt. »Hier könnten Schulküchen mit benotetem Kochunterricht für Buben und Mädchen Abhilfe schaffen, einschließlich obligatorischer Schulgärten, wo Gemüse und Salat von den Schülern selbst angebaut werden müssen – was auch für Bewegung sorgt«, sagt Lauber. Fast Food solle man am besten einer »Fat Tax« unterwerfen, bestimmte Angebote wie »All you can eat« sowie gewisse »Maxi-Size-Angebote« sollte man verbieten.

Schlemmen wie ein Diabetiker

»Gefühl und Härte« – das müsse die Devise in der Diabetes-Prävention werden. Zur Härte gehörten Verbote und Sanktionen, etwa in Form höherer Kassenbeiträge für notorische Präventionsverweigerer. »Die Menschen müssen den Diabetes aber in erster Linie als Chance betrachten, eine Chance für einen tief greifenden Bewusstseinswandel und ein neues Leben«, sagt Lauber, der mit seinen »Kochshows« regelmäßig im Fernsehen zu sehen ist. Dort zeigt er vor, dass Genuss und Diabetes kein Widerspruch sein müssen.

»Es geht auch ohne Spritzen und Pillen. Doch das soll offensichtlich nicht ganz so deutlich an die Öffentlichkeit. Manchmal denke ich, diese ganzen Institutionen haben Angst, ihre Diabetiker zu verlieren, denn je mehr Diabetiker, desto mehr Forschungsmittel gibt es – und damit interessante Jobs und Karrierechancen«, schließt Lauber.

Krankheiten befallen uns nicht aus heiterem Himmel,
sondern entwickeln sich aus täglichen Sünden wider die Natur.
Wenn sich diese gehäuft haben, brechen sie unversehens hervor.
Hippokrates

TINNITUS – HÖR AUF DEINE INNERE STIMME!

Melodien und Töne sind sein Ein und Alles. Er musiziert und komponiert, früher leitete er mehrere Chöre. Doch plötzlich drängte sich ein Ton in seinen Kopf, in sein Leben, den er ganz und gar nicht brauchen konnte. Es war im Sommer 2003, nach drei Wochen Urlaub, als alles anfing. Im rechten Ohr begann es unvermittelt, leicht zu pfeifen. Erst war das Pfeifgeräusch nur nachts hörbar, mit der Zeit wurde es immer lauter, sodass es auch am Tag zu hören war.

»Es scheint nicht untypisch zu sein, dass so ein *Tinnitus* oft nach einer großen oder längeren Stressphase auftaucht«, sagt *Thaddäus Dorsch*. Viele Termine vor und nach dem Urlaub – aber auch der kann selbst zum Stress werden. Das Auftreten der Symptome machte ihm klar, dass er etwas tun musste. Er begann sein Leben »radikal« zu ändern. »Bei mir waren das nach außen nicht so sichtbare Dinge, eher viele kleinere Einstellungen«, sagt er.

Ereignisse und Probleme aus der Vergangenheit können sich körperlich festsetzen. Diese Erkenntnis gewann Herr Dorsch aus verschiedenen Naturheilmethoden. Also müssen alte Blockaden in Psyche und Körper aufgelöst werden. Eine Kinesiologin ortete eine Blockade hinter seinem rechten Ohr. »Das war interessanterweise genau dort, wo der Tinnitus saß«, erzählt der Musiker. Die Frau wusste aber zuvor gar nichts von seinen Beschwerden. Danach half sie ihm, die Störungen in seinem Körper aufzulösen. So musste es auch ein traumatisches Ereignis rund um seine Geburt gegeben haben, sagte sie ihm. Auch das stimmte, wie ihm seine Mutter bestätigt hatte. »Diese Kinesiologin besaß ein tiefes Wissen über solche Zusammenhänge«, sagt Dorsch.

Konsequente Stressverringerung

»Bei vielen von Tinnitus Betroffenen ist lang andauernder Stress die eigentliche Ursache«, ist Dorsch überzeugt. Die Ruhepausen und Erholungszeiten sind nicht mehr oder nur in zu geringem Maße da, Körper und Geist können sich nicht mehr genügend regenerieren. So sei es auch bei ihm gewesen. Oft kämen noch andere Auslöser, wie etwa Lärm, hinzu, die das »Stress-Fass« zum Überlaufen bringen. »Stress bedeutet aber nicht, dass man viel tut, sondern eher, dass man nicht das Richtige für einen selbst tut, oder nicht zum richtigen Zeitpunkt.« Und im Innersten wisse jeder eigentlich ganz genau, wo bei ihm selbst die größten Stressfaktoren lägen. »Die Hauptaufgabe für jeden Betroffenen ist es, diese Faktoren aufzuspüren und zu verändern«, so Dorsch.

Gehe, wenn du gehst – stehe, wenn du stehst

Anregungen zur Stressverminderung entnimmt Dorsch unter anderem der fernöstlichen Philosophie. So auch die Worte eines ihm »unbekannten Meisters«: »Gehe, wenn du gehst, stehe, wenn du stehst, arbeite, wenn du arbeitest.« Ganz in der Gegenwart sein, bei dem, was man tut. Denn: »Viele gehen schon, wenn sie noch stehen, oder arbeiten schon, wenn sie noch gehen.«

Dorsch schwört auch auf die Homöopathie: »Die Einnahme meines Konstitutionsmittels hat mir geholfen.« Das Konstitutionsmittel als jene Substanz, die ganz der individuellen Persönlichkeit entspricht. Zur »Nervenberuhigung« verabreichte er sich insgesamt zehn »sehr entspannende« Fußreflexzonenmassagen und zwei Akupunkturbehandlungen. Daneben hieß es, viel spazieren gehen und zweimal wöchentlich Sport – Joggen oder Fußball. Er besuchte Meditationsseminare und erlernte das »Stille Qi Gong«. Bei dieser Form der chinesischen Energiearbeit wird primär durch die Kraft des Geistes Lebensenergie aktiviert und gelenkt. Letztlich soll es zur Harmonisierung der Körperfunktionen und zur Stärkung des Immunsystems beitragen.

Auf Infusionen – eine bei Tinnitus nicht unübliche schulmedizinische Behandlung, besonders bei schweren akuten Fällen – verzichtete der Musiker. Stattdessen griff er zu einem Ginkgo-Präparat, dem eine heilsame Wirkung auf das Nervensystem nachgesagt wird. Es wirkt laut Dorsch blutverdünnend, aber auf natürlicher Basis. Außerdem habe es praktisch keine schädlichen Nebenwirkungen, weshalb auch höhere Dosen und eine längere Einnahme möglich sind.

»Das Wichtigste ist die Vermeidung von körperlichen Schäden aufgrund der zu geringen Durchblutung des Ohrs«, weiß Dorsch. Im Ohr befinden sich äußerst empfindliche Organe. Dabei handle es sich beim Tinnitus eigentlich um einen »psychischen Ton«, der real nicht nachweisbar ist. Eine Art Rauschen, das sich durch Rückkopplung verstärkt. Je mehr man die Geräusche beachtet, desto lauter empfindet man sie. »Den Wecker hört man ja auch nicht mehr bewusst ticken, weil man einfach nicht mehr hinhört«, sagt er. Würde man das nämlich tun, könnte man nicht schlafen. »Und so ist es beim Tinnitus auch, man sollte ihm nicht zu viel Beachtung schenken, noch dazu, wo es ihn physikalisch gar nicht gibt.« Lieber solle man auf seine »echte innere Stimme« hören.

Keine Chemie

Der Verzicht auf Infusionen geschah aus innerer Überzeugung. »Wie man sieht, waren sie auch nicht notwendig.« Kortison und die anderen »Chemiehämmer« kamen nicht infrage, die könnten wegen der Nebenwirkungen eine große Belastung für den Körper sein. Auf der anderen Seite könne das Gefühl, alles gemacht zu haben, für Betroffene auch beruhigend wirken. Täglich zwei Stunden beim Infusionsarzt zu sitzen, kann eine Möglichkeit zu Ruhe und Entspannung sein. Jeder solle da seinem eigenen Gefühl folgen. »Eine Infusion halte ich bei akuten Zuständen, wie zum Beispiel nach einem Hörsturz, schon für angebracht.« Auch eine Sauerstoff-Therapie, die schulmedizinisch noch nicht so etabliert sei, diene der Vermeidung von längerfristigen, körperlichen Schäden. So eine Therapie habe sich etwa nach Tauchunfällen bewährt. »Wenn die Ursache jedoch rein psychisch ist, sind diese Infusionen völlig sinnlos und können sogar belastend für Körper und Psyche sein«, sagt Dorsch.

Ganzheitlich und multifaktoriell

Viele Faktoren müssten für eine Heilung beachtet werden. Der Ansatz könne nur »ganzheitlich« sein. Man solle sich selbst hinterfragen. »Es läuft was in deinem Leben, was nicht so laufen soll. Das muss man akzeptieren und einsehen, um eine Heilung zu erfahren.« Man habe nur dann Chancen, wenn man möglichst alle Probleme ausfindig macht und alles sofort »radikal und konsequent« ändert. Darum rät er: »Höre auf deine innere Stimme, dann brauchst du keinen Tinnituston mehr!« Das Leben müsse auf »stressfrei« umgestellt werden, der Tinnitus sei dazu das »letzte Signal«. Ein Signal, so penetrant und störend, dass es sich nicht ignorieren lässt. Es zwingt einen dazu, etwas zu ändern. Entweder bekämpft man nur die Symptome oder man geht den Ursachen auf den Grund. Nur Letzteres könne nachhaltig den Tinnitus vertreiben.

»Schenke dem Tinnitus keine besondere Aufmerksamkeit! Bedenke, dass es diesen Ton in Wirklichkeit gar nicht gibt!«, rät er Betroffenen. Er sei wie ein »zugelaufener, aber unerwünschter junger Hund«, den man betrachten, aber nicht zu viel beachten sollte. Weil er dann bleibt.

Eine hilfreiche Lektüre war das Buch der Logopädin Elisabeth Lukas »*Konzentration und Stille: Tinnitus und chronische Krankheiten*« (*siehe Literaturhinweise*). Auch Bücher von Louise Hay oder Rüdiger Dahlke, die den Zusammenhang von chronischen Krankheiten und der eigenen Persönlichkeit belegen. »Jeder sollte außerdem eine Meditations- oder Entspannungstechnik erlernen, davon gibt es ja genug«, sagt Dorsch. Stilles Qi Gong, Yoga, Autogenes Training oder Atemübungen würden helfen, aber auch »viel schlafen und früh ins Bett gehen«.

Alternativmethoden miteinbeziehen

Man solle sich ruhig an alternative und sogar esoterische Heilmethoden wagen. Nur wenn man so etwas miteinbezieht, könne man von einer ganzheitlichen Behandlung sprechen. Dazu gehören für Dorsch unter anderem Kinesiologie, Osteopathie, Logotherapie, Beten, Pilgern oder Homöopathie. Eine mehrfache Familienaufstellung hat seine persönliche Situation verbessert. Weniger esoterisch, aber ebenso hilfreich: Alles tun, was die Nerven beruhigt – viel Wasser trinken, Sport treiben oder spazieren gehen an der frischen Luft. Richtigen, das heißt stressfreien Urlaub machen. Mindestens aber Bade- bzw. Saunatage einführen und/oder Fußreflexzonenmassagen machen. Aber auch die Ernährung gehöre verbessert, da sie zur Gesundung »von innen« beiträgt. Manchmal, nach großem Stress oder Anspannung, wollte sich der Tinnitus wieder bemerkbar machen – meistens am Abend oder in der Nacht. Spätestens am nächsten Tag war er jedoch wieder verschwunden. »Leider definiert die Schulmedizin den Tinnitus als unheilbar. Ich bin der lebende Beweis dafür, dass das nicht stimmt!«

Zu Risiken und Nebenwirkungen lesen Sie die Packungsbeilage oder fragen Sie Ihren Arzt oder Apotheker.

CHRONISCH KRANK – MUSS DAS WIRKLICH SEIN?

Forscher aus der Pharmaindustrie wollen einen Impfstoff gegen Herz-Kreislauf-Erkrankungen und gegen Diabetes 2 entwickeln. Es sollen »Schlüsselmoleküle« identifiziert werden, die an Entzündungsreaktionen in Fettgewebe und Gefäßwand beteiligt sind. Eine Impfung als Lösung der Probleme? Schließlich sehen wir uns laut Experten einer »Diabetes-Epidemie« gegenüber, es ist von einer Lawine, die unausweichlich, gleich einer Naturkatastrophe auf uns zurollt, die Rede.

Im Teufelskreis von ungesunder Ernährung und Bewegungsmangel entwickelt sich eine Krankheit, von der auch immer mehr Kinder und Jugendliche betroffen sind. Die Nahrungsmittelindustrie lebt teils von krank machender Ernährung. Kombiniert mit chronischem Bewegungsmangel beginnt der degenerative Prozess immer früher: 14-Jährige mit massivem Übergewicht leiden an dem, was man früher »Altersdiabetes« nannte. Man befürchtet, dass es erstmals seit Jahrzehnten zu einem Absinken der Lebenserwartung in den Industrieländern kommen wird. Es sei einfach unrealistisch, dass die Jugend in so einem Zustand ein höheres Alter erreicht.

Die Wohlstandsleiden

Adipositas, Diabetes und Herz-Kreislauf-Erkrankungen sind kein unabänderliches Schicksal. Sie sind »Wohlstandsleiden«, die wir uns selbst herangezüchtet haben und die etwas mit unserer Überfluss- und Wohlstandsgesellschaft zu tun haben. Man schätzt, dass etwa 80

Prozent der Todesfälle in den entwickelten Ländern auf chronische Krankheiten zurückzuführen sind. Wegen ihrer Häufigkeit verleiht man ihnen den Titel »Volkskrankheiten«. Zu ihnen zählt man mittlerweile auch Allergien, Rheuma, chronischen Schmerz und sogar einige Krebsarten. Als Ursachen gelten ungesunde und zu viel Ernährung, Rauchen, Alkoholkonsum, zu wenig Bewegung. Und obwohl die Auswahl an Medikamenten und Therapien noch nie so groß war, steht die Medizin den »Zivilisationskrankheiten« teilweise hilflos gegenüber.

Eine »gesunde« Wirtschaft

Noch nie sind wir so gesund gewesen wie heute, heißt es. Ein auffallender Widerspruch: Es gab auch noch nie so viele kranke Menschen, die in der einen oder anderen Form behandlungsbedürftig waren! Chronische Krankheiten belasten die Krankenkassen und das Gesundheitssystem am meisten. Des einen Leid ist des anderen Freud: Sie sind die »Cashcows« der Pharmaindustrie. Braucht eine gesunde Wirtschaft tatsächlich den kranken Menschen, wie es der deutsche Kabarettist Dieter Hildebrandt vor vielen Jahren einmal so treffend auf den Punkt gebracht hat?

Zu den Profiteuren einer auf Krankheit fixierten Medizin gehört neben der Industrie auch eine mit ihr kooperierende Ärzteschaft. Viele Mediziner sind schon zur Überzeugung gelangt, dass es so nicht mehr weitergehen kann, und stehen dieser Entwicklung skeptisch bis ablehnend gegenüber. Aber wie aussteigen aus einem System, von dem man selbst profitiert? Wer welche Interessen vertritt und auf welcher Gehaltsliste steht, ist auch für medizinische Insider nur mehr schwer durchschaubar. Noch weniger durchschaubar ist für den gutgläubigen, aber uninformierten Patienten, wie sehr die Industrie auf Medien, Ärzte und Opinionleader Einfluss nimmt und warum die Medizin jenes tut und das andere lässt – oder sogar bekämpft.

Symptombehandlung und Reparaturmedizin

Lediglich zwei bis drei Prozent aller Gesundheitsausgaben werden für Vorsorge und Aufklärung verwendet. Der Rest fließt in die Symptombehandlung bzw. Reparaturmedizin. Da Herz-Kreislauf-Erkrankungen und Diabetes »boomen«, könnte ein Impfstoff Milliardenprofite abwerfen. Eine absurde Logik: Anstatt in wirkliche Aufklärung und Prävention zu investieren, werden Unsummen in die Erforschung eines Impfstoffes gegen vom Lebensstil verursachte Krankheiten gesteckt. Den Menschen wird suggeriert, es handle sich hier um »medizinischen Fortschritt«. Und die Menschen erhalten eine unbewusste, aber für viele verlockende Botschaft: Es ist egal, wie du lebst, wenn du krank bist, wir haben die Lösung! Eine »Lösung«, die nicht nur das Gesundheitssystem, sondern uns alle teuer zu stehen kommt.

Medikamente können Krankheitsanzeichen unterdrücken, aber nicht dauerhaft heilen. Kein klassisches Arzneimittel, das nicht auch Nebenwirkungen hätte. Zu oft und zu viel würden heute Pillen verschrieben, gestehen auch immer mehr Ärzte ein. So kann etwa die gleichzeitige Einnahme von Medikamenten gegen Bluthochdruck, Diabetes, Herzprobleme oder Psychopharmaka zur tödlichen Kombination werden. Bestimmte Verbindungen sind besonders gefährlich, wie etwa die Kombination von verschiedenen Herzrhythmusmedikamenten oder auch Neuroleptika (»Nervendämpfungsmittel«) mit manchen Schlafmitteln. Meist sind es ältere Menschen, die von der »Übermedikalisierung« betroffen sind. Es ist keine Seltenheit, wenn manche von ihnen 20 oder mehr Tabletten täglich einnehmen. Das ist in höchstem Maße kontraproduktiv und schädlich, denn Wechselwirkungen sind spätestens ab vier Substanzen nicht mehr zu kontrollieren. Diese Übertherapie schadet mehr, als sie nützt und sie führt zu immer mehr Nebenwirkungen, die wiederum mit neuen Medikamenten bekämpft werden müssen.

Alte Leiden und neue Krankheiten

Im Zuge der Medikalisierung unserer Gesellschaft überträgt der Einzelne seine Verantwortung immer mehr an das »Gesundheitswesen«. Zusätzlich werden normale Lebensabläufe und individuelle Zustände plötzlich als krankhaft eingestuft. Mangels Innovationen auf der Medikamentenebene und um neue Absatzmärkte zu lukrieren, werden Kritikern zufolge sogar neue Krankheiten erfunden (»Disease Mongering«). So tauchte vor einigen Jahren das »Sisi-Syndrom« auf, ein angeblich behandlungsbedürftiges Leiden, das mit leichter Depression und Stimmungsschwankungen einhergeht. Wie sich herausstellte, wurden die Krankheit und deren Bezeichnung von einer PR-Firma kreiert und geschickt in den Medien platziert. Zeitnah berichteten Magazine, Zeitschriften, Radio und Fernsehen von einem Leiden, von dem vorher noch nie jemand etwas gehört hatte.

Wie viele solcher möglicherweise gar nicht existenter Krankheiten es gibt, ist umstritten. Manche zählen auch das »Restless-Legs-Syndrom« dazu. Dieses gilt heute offiziell als Krankheit, ist aber bei vielen Menschen keineswegs behandlungsbedürftig. Durch erhöhte Aufmerksamkeit und mediale Präsenz werden Diagnosen häufiger gestellt und Menschen medikamentös behandelt, die es womöglich gar nicht nötig hätten. Mit dem »prämenstruellen Syndrom« wurde den seit Ewigkeiten bekannten »Zuständen« einer Frau vor der Regelblutung ein krankhafter Status zugewiesen. Wie es der »Zufall« so wollte, hatte zeitnah ein Pharmakonzern die »Lösung« für dieses Problem schon in der Tasche.

Zu beobachten ist auch, dass eine Umkehrung stattfindet: Statt Forschung wird verstärkt Marketing betrieben, für bereits existierende Wirkstoffe bzw. Medikamente wird eine Krankheit »erfunden«. Der Schriftsteller Aldous Huxley, bekanntlich ein großer Visionär, hatte die Erfolge der medizinischen Wissenschaft schon in den Fünfzigerjahren einer entsprechenden Bewertung unterzogen: »Die medizinische Wissenschaft hat in den letzten Jahrzehnten so ungeheure Fortschritte gemacht, dass es heute praktisch keinen gesunden Menschen mehr gibt.« Hätte sich Huxley wohl je gedacht, dass der »Fortschritt« einmal solche

Ausmaße annehmen würde? Der Einsatz der Pharmaindustrie richtet sich heute nicht mehr in erster Linie nach den Patienten, sondern nach den größten und interessantesten Absatzmärkten. In diesen Märkten sollten die Präparate tunlichst hohe Gewinne erzielen. Mit dem Aufkommen des Neoliberalismus und des »Shareholder value« gewannen in dieser Branche die Gewinne der Aktionäre oberste Priorität.

Die Häufigkeit nimmt zu

In der Heilkunde ging es immer schon um Macht und Ansehen, um die Bedeutung und Durchsetzung der eigenen Lehre. Niemals in der Medizingeschichte hatten jedoch wirtschaftliche Interessen so sehr die Oberhand wie heute. Noch bis in die Achtzigerjahre des vorigen Jahrhunderts bestanden so gut wie keine Verpflichtungen von Ärzten gegenüber der Pharmaindustrie.

Ob Krebs, Rheuma, Schmerz, Osteoporose, Bluthochdruck, Diabetes, Lungenleiden oder psychische Probleme: Auf Ärztekongressen spricht man von »steigender Prävalenz« – das heißt, die Häufigkeit einer bestimmten Krankheit in der Gesamtbevölkerung nimmt zu. Immer mehr Menschen fallen in die eine oder andere Krankheitskategorie hinein. Begleitend unterliegen die Kriterien, ab wann ein Zustand als krankhaft und somit behandelbar gilt, einer laufenden Veränderung. Medizinische »Idealwerte«, wie etwa von Cholesterin, Blutdruck oder Nierenparameter, werden nach unten revidiert, was einen früheren Einstieg in die Behandlung ermöglicht.

Heilen und Kurieren

Neue Therapien und Behandlungsansätze sollen uns von unseren Leiden befreien. Doch bald schon entpuppt sich das Neue als altbekannt: Durch die Behandlung verschwinden Krankheitssymptome, nur um später wieder an einer anderen Stelle oder in anderer Form zurückzukehren. Gerade bei chronischen Krankheiten entsteht oft ein Teufelskreis: Die Einnahme von verschiedenen und immer mehr Medikamenten führt auf der einen Seite dazu, dass die Wirkung der verabreichten Substanzen nachlässt und dass sich andererseits die Krankheit verfestigt. Das Leiden, das man besiegen wollte, verschlimmert sich. Was vorher akut war, wird chronisch, was heilbar war, wird immer schwerer zu heilen.

Nur den wenigsten Menschen ist bewusst, dass die langfristige Einnahme der meisten Medikamente nicht nur das Immunsystem, sondern auch die körperliche Konstitution schwächt. Gegen neue Symptome müssen wieder Medikamente und Behandlungen aufgefahren werden. Es ist auch zu beobachten, dass es manchmal zu einer »Verschiebung« der Ebenen kommt: Körperliche Symptome werden zum Verschwinden gebracht, während gleichzeitig oder kurz darauf psychische Probleme auftreten – ein Hinweis auf die enge Verbindung von Körper und Seele. Der Kampf gegen Krankheiten erfolgt manchmal mit gänzlich untauglichen, aber fast immer lukrativen Mitteln. Ein Kampf, der auch kontraproduktiv sein kann, wie der Energetiker Martin Weber schreibt: »Es werden Milliarden an Forschungsgeldern und Spenden für das Erforschen von Krankheiten ausgegeben, natürlich im guten Glauben, dass die Krankheiten irgendwann besiegt werden. Doch all diese Anstrengungen, eine keimfreie Welt zu erschaffen, führen dazu, dass immer neue unbekannte Krankheiten entstehen, weil durch das Bekämpfen einer Krankheit ein neuer Boden geschaffen wird, auf dem neue Krankheiten entstehen.«[31]

Nebenwirkung Tod

Mit der Hormonersatztherapie, die auch in Deutschland bis vor zehn Jahren empfohlen wurde, sollten Frauen in den Wechseljahren einfach Hormone zu sich nehmen, um ihre Symptome in den Griff zu bekommen. Das ging so lange, bis Studien herausfanden, dass die Medikation zu vermehrten Schlaganfällen, Herzinfarkten und erhöhtem Krebsrisiko führt. Nicht nur einmal kommt es vor, dass ein Medikament auf Ärztekongressen ob seiner durchschlagenden Wirkung in den Himmel gehoben wird, um ein oder zwei Jahre später wieder verworfen zu werden. Dann nämlich, wenn eine Studie das Gegenteil der vorigen ergeben hatte. Wurde ein Medikament jedoch einmal in den Markt eingeführt, gibt es oft massive Widerstände, aus vorhandenen Schwierigkeiten die nötigen Konsequenzen zu ziehen und sie auch nach außen zu kommunizieren. Auf Kosten der Patienten werden manchmal schädliche Auswirkungen so lange verschleiert und vertuscht, bis die Fakten so erdrückend sind, dass auch ein Pharmakonzern den Rückzug antreten muss. Bis dahin sollte es tunlichst zu einem »Return of Investment« gekommen sein. Ein bekanntes Beispiel war ein weitverbreitetes Rheumamedikament, bei dem es dem Pharmaunternehmen lange Zeit bekannt war, dass es für vermehrte Schlaganfälle und Herzinfarkte verantwortlich zeichnete. Erst nach jahrelangem Widerstand und Vertuschen konnte es endlich vom Markt genommen werden.[32]

Es sind nicht nur Pharmaunternehmen, die für diese Entwicklung verantwortlich zeichnen. Damit das System funktioniert, müssen auch Ärzte und Aufsichtsbehörden eingebunden sein. Darum sollte das Ungleichgewicht zwischen Pharmaindustrie und öffentlicher Aufsicht zu Gunsten der Kontrolle gestärkt werden, stehen doch die Interessen der Industrie manchmal im diametralen Gegensatz zu den Interessen der Patienten.

Gene sind nicht schuld

Krankheit ist ein Milliardengeschäft. Um dieses aufrechtzuerhalten, müssen die »richtigen« Botschaften in den Köpfen der Menschen verankert werden. Eine davon lautet: Die Gene sind schuld! Jedem Gerücht liegt bekanntlich etwas Wahres zugrunde, so auch diesem: Bei so gut wie allen Krankheiten spielen Gene und Veranlagung mit. Was aber meist verschwiegen wird: Ob ich eine Krankheit bekomme oder nicht, folgt selten einem unabänderlichen Schicksal.

Eine der wichtigsten Erkenntnisse der Psychoneuroimmunologie ist, dass biologische Prozesse oft von Stresshormonen gesteuert werden. Biochemische Botenstoffe, die Anpassungsreaktionen bei größeren Belastungen bewirken, schütten verstärkt das Hormon Cortisol aus. Bewiesen ist mittlerweile auch, dass durch Cortisolausschüttung Gene aktiviert bzw. deaktiviert werden. Diese Zusammenhänge erforscht die Epigenetik, einer der wichtigsten und interessantesten Forschungszweige in der Medizin. Die grundlegende Botschaft lautet: Wir sind keineswegs die Sklaven unserer Gene. Vielmehr beeinflussen wir selbst, welche Gene ein- und ausgeschaltet werden.

Somit ist Gesundheit und Krankheit kein vorherbestimmtes Schicksal. Der Lebensstil entscheidet darüber, wie sich unser genetisches Programm im Leben auswirkt. Natürlich gibt es auch Krankheiten, die vererbt werden, aber die Anzahl ist verschwindend gering.

Stress ist einer der »Hauptaktivisten« unserer Gene bzw. unseres körperlichen Zustandes. Schon Sigmund Freud wusste mit seiner »Konversionstheorie«, dass »psychische Erregungen« auf den Körper »überspringen« können. Und wenig überraschend sagen uns die Epigenetiker: Wer sich ausgewogen ernährt, regelmäßig bewegt und nicht raucht, hat einen günstigen Einfluss auf seine Gene und kann mit einem gesünderen Leben rechnen.

Unsere Gene – besser gesagt ihre Auswirkungen – unterliegen also einer großen Wandelbarkeit. »Es gibt kein Depressions-Gen«, schreibt Jörg Blech. Und auch der »Altersdiabetes« sei für so gut wie jeden vermeidbar.[33] Zu vermeiden wären viele andere Krankheiten auch. Der durchschlagende Erfolg, den vermehrte Bewegung und eine mehr oder weniger radikale Ernährungsumstellung auf Krankheiten wie etwa Rheuma haben, ist ein beredtes Zeugnis für die Richtigkeit der These. Wir haben es also zum Teil selbst in der Hand!

Die Schulmedizin sieht regelmäßig in eine andere Richtung und die wird immer mehr, auch von Ärzten, kritisiert: »Die übliche Therapie kuriert an den Symptomen und zementiert gleichzeitig die Krankheit: Rheumamedikamente machen aus einer heilbaren schließlich eine unheilbare Krankheit. Wenn Ärzte jedoch erklären, eine Krankheit sei unheilbar, dann sollen sie lieber sagen: Ich kann diese Krankheit nicht heilen. Die Geschichte der Medizin ist voller Irrtümer, dafür ist die heutige Rheumatherapie der beste Beweis.«[34]

Paradigmenwechsel

Nach neuesten medizinischen Erkenntnissen hat Sport für Menschen mit rheumatischen Erkrankungen einen deutlich positiven Effekt. Viele Patienten waren aber körperlich wenig bis gar nicht aktiv – sie wollten sich schonen. Dass dies ein Fehler war, wurde kürzlich auch durch Studien belegt. Sie fanden heraus, dass Dauer und Anzahl der Spitalsaufenthalte bei regelmäßiger sportlicher Aktivität signifikant sinken. So wie bei allen Menschen führt Bewegungsmangel langfristig zum Abbau von Muskelkraft und zur Verminderung der Koordinationsfähigkeit. Und es steigt das Risiko für Herz-Kreislauf-Erkrankungen. Rheuma ist jedoch kein Hinderungsgrund für sportliche Betätigung. Im Gegenteil: Es steigt nicht nur die körperliche Fitness, sondern der Verlauf einer rheumatischen Erkrankung verläuft anders als bei Nicht-Aktiven. Die Empfehlung der Rheuma-Experten ist heute regelmäßige Bewegung, wobei Schwimmen, Wandern, Nordic Walking oder Radfahren am besten geeignet sind.

Für Rheuma und seine vielen »Spielarten« von Gicht, Arthrose bis zu Polyarthritis war von der Medizin in den letzten Jahrzehnten das Gegenteil empfohlen worden. Die von der »Volkskrankheit Nr. 1« Betroffenen – über zehn Millionen sind es allein in Deutschland – hielten und halten sich an die Empfehlungen der Medizin und die hieß: No sports. Das gleiche Phänomen ist bei Multipler Sklerose und Krebs zu beobachten. Bei all diesen Krankheiten kam es in den vergangenen Jahren zu einem Paradigmenwechsel. Heute weiß man, dass Sport die Gesundung und signifikant die Überlebensdauer beeinflusst. In der Medizin regiert der »gegenwärtige Stand des Irrtums«. Vermehrt stellt sich auch die Diagnose »unheilbar« als Irrtum heraus. Der Grund sind Menschen, wie sie in diesem Buch vorkommen.

Der Mensch ist und bleibt ein ganzheitliches System, das von zahlreichen seelischen und geistigen Komponenten, aber auch von der Umwelt beeinflusst wird. Jeder Mensch reagiert auf diese unterschiedlich, jedoch haben diese Reaktionen höchstwahrscheinlich einen Einfluss auf Entstehung und Verlauf einer Krankheit. Jeder reagiert auch anders auf Medikamente. Die Medizin geht mit Informationen über

Neben- und Nachwirkungen der Medikamente mitunter recht sparsam um, andererseits mangelt es häufig am Interesse und an der Eigenverantwortlichkeit des Patienten. Der viel beschworene »mündige Patient« hinterfragt jedoch seine Therapie. Es ist regelmäßig der eigenverantwortliche Typus dieser Spezies, der sich seinem »Unheilbar« entgegenstellt und bewusst eine Heilung anstrebt.

GEISTIGE HEILUNG

Wem die Hilfe zuteil geworden ist, der soll dem Herrgott dafür danken, nicht dem kleinen Gröning. Ich bin nichts, der Herrgott ist alles!
Bruno Gröning

45 JAHRE SCHMERZEN – EINE MÄCHTIGE FÜLLE

Eva-Margaritha Saller ging durch eine *Schmerzhölle. 45 Jahre* lang diktierten Schmerz und Leid ihr Leben. Doch: Die Schmerzen sind verschwunden, von einer Stunde zur anderen – medizinisch nicht zu erklären.

Um die Größe dieser Heilung zu erfassen, muss man wissen, was Frau Saller durchgemacht hat. Seit ihrem elften Lebensjahr litt sie beinahe durchgehend unter heftigen Schmerzen in der gesamten Wirbelsäule sowie unter starken Kopfschmerzen. »Es war damals schon die Hölle, auch weil mich niemand ernst genommen hat.« Außerdem war da bereits eine vollkommene Kraftlosigkeit. Mit 14 Jahren hatten sich diese Kopfschmerzen bereits zu einer ausgewachsenen Migräne samt Erbrechen entwickelt. Aufgrund dieser massiven Beschwerden wurde sie bis zu ihrem 16. Lebensjahr von verschiedenen Orthopäden mit Streckungen am Streckbett und der »Glisson-Schlinge«, einer Streckvorrichtung für die Halswirbelsäule, behandelt.

Viele Schmerzmittel

»Ich musste über Jahrzehnte zahlreiche und verschiedenste Schmerzmittel zu mir nehmen und bekam immer wieder Infiltrationen und später noch verschiedene Kortison-Cocktails intravenös verabreicht«, erzählt Frau Saller. Diese Cocktails enthielten auch Morphine gegen die Schmerzen. Zwischen dem 16. und 19. Lebensjahr wurde ihr jährlich ein neues orthopädisches Mieder angepasst. Sie ist »zu schnell gewachsen« und mit diesem Mieder wollte man eine Ruhestellung der Wirbelsäule erlangen. Mit diesem »Panzer« ist sie in die Schule gegangen und wegen der starken Schmerzen sogar manchmal ins Bett.

Alle diese Maßnahmen brachten allerdings keinerlei Verbesserungen, stattdessen wurden die Schmerzen immer schlimmer. Von ihrem 23. Lebensjahr an hatte Frau Saller alle zwei bis drei Jahre ein stationäres Kur- und Heilverfahren in verschiedenen Zentren in Anspruch genommen. Es traten zusätzlich noch ziehende und brennende Schmerzen in beiden Beinen auf, die vom Gesäß ausgingen, sogenannte Ischialgien. Zu all diesen schulmedizinischen Behandlungen in Spitälern und Universitätskliniken schöpfte sie verschiedenste alternative Heilmethoden aus. »All das brachte mir keine Linderung, ganz im Gegenteil. Durch einen Bandscheibenvorfall in der Lendenwirbelsäule verschlimmerte sich mein Zustand immer mehr«, sagt Frau Saller. Im Alter von 47 Jahren bekam sie schließlich einen Ausweis ausgestellt, in dem ihr eine 50-prozentige Behinderung bescheinigt wurde. »Schon seit 1995 galt ich als austherapiert.«

Rollstuhl und Behinderung

Frau Saller lebte in einem Zustand, den sich Nicht-Betroffene kaum vorstellen können und der ihr ganzes Leben beeinflusste. Die Beschwerden bestanden im Sitzen, Liegen, Gehen und Stehen und bei allen Aktivitäten. »Bereits der geringste Druck im Nacken, der auch durch ein Kopfkissen verursacht sein konnte, führte zu Kopfschmerzen und Schwindel. Das Aufstehen aus dem Bett war oft nur mit seitlichem Herausrollen auf den Boden und anschließendem mühsamen Hochziehen durch Abstützen auf der Bettkante und langsamem Aufrichten aus gebückter Haltung möglich«, erzählt die 58-Jährige. Auf Grund der Beschwerden wurden Bad und WC behindertengerecht umgebaut. Zur Fortbewegung in der Wohnung benützte sie zum Teil einen Rollstuhl. Bei jeglichen körperlichen Tätigkeiten musste sie das Lendenmieder tragen, bei Ausflügen zudem noch eine Halskrause.

Einzige Linderung der Schmerzen brachte eine »Stufenlagerung« – das Hochlagern der Beine auf einem Würfel.

»Ich war durch die Beschwerden nicht mehr arbeitsfähig. Auch die tägliche Hausarbeit konnte ich nicht mehr verrichten. Stiegensteigen und selbst der Gang zur Toilette waren mir ohne die Unterstützung meines Mannes meist unmöglich.« Mit der Zeit musste sie auch das Autofahren aufgeben, weil sie nicht mehr die Kraft hatte, die Kupplung zu treten. Auf Sport, in welcher Form auch immer, musste sie seit ihrer Schulzeit gänzlich verzichten, traten doch schon beim langsamen Gehen große Schmerzen auf.

»Aus medizinischer Sicht gab es für mich keine Hilfe mehr, zumal ich auch die entsprechende Schmerzmedikation wegen auftretender Bauchspeicheldrüsenentzündungen absetzen musste«, sagt sie. »In all den 45 Jahren war ich keinen einzigen Tag schmerzfrei.«

Die »Erlösung«

»Ich habe meinen Zustand im Griff«, so sagte Frau Saller Anfang des Jahres 2009 zu einer Freundin. »Siehst du«, meinte diese, »du darfst das nicht festhalten, du musst es loslassen!« Sie erzählte von Bruno Gröning und von einem »Freundeskreis« (*siehe nächstes Kapitel*). Im April 2009 ließ sie sich in diese geistige Lehre einführen und besuchte zehn Tage später ihre erste Gemeinschaftsstunde. Der darauf folgende Tag brachte den Wendepunkt, ihre »Erlösung«: »Am Morgen nach dem Duschen hatte ich solche Schmerzen, dass ich es kaum aushalten konnte. Ich musste mich kurz hinlegen, konnte vor Schmerzen aber auch nicht liegen bleiben«, erzählt Frau Saller die Ereignisse, die ihr ganzes Leben veränderten. Da bekam sie auf einmal das ganz starke Gefühl, sie müsse das Bild von Bruno Gröning, das sie bei der Einführung bekommen hatte, in einen Fotorahmen geben. Mit letzter Kraft stand sie auf und platzierte das Bild auf einem Tisch. Die Schmerzen und die Verzweiflung hatten einen neuen Höhepunkt erreicht.

Die folgenden Ereignisse schildert Frau Saller so: »Ich stellte mich vor das Bild und bat das erste Mal von ganzem Herzen und in ganzer

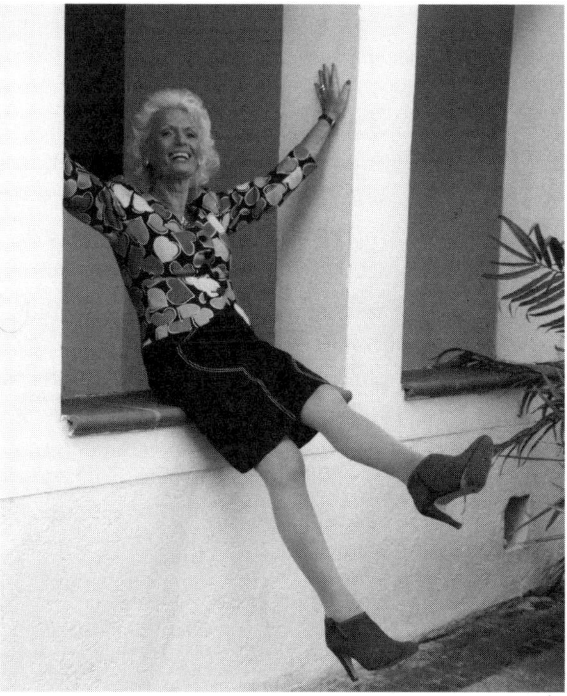

Eva-Margaritha Saller

Demut um die göttliche Heilkraft und um Heilung. Ganz plötzlich bekam ich am ganzen Körper einen Schweißausbruch in bisher noch nie erlebter Intensität. Zudem musste ich heftig weinen, wie ich es vorher noch nie getan hatte. In meiner gesamten linken Körperhälfte spürte ich auf einmal eine heiße, drehende Spirale, die beim Fuß begann und sich wellenartig nach oben und über die Hand zum Kopf und über den Kopf hinaus bewegte. Dieses Gefühl hatte ich dann auch in der rechten Körperhälfte, hier jedoch etwas schwächer. Nun verspürte ich eine unbeschreibliche Leichtigkeit, Freude und innige Dankbarkeit in mir und eine mächtige Fülle. Etwa eine halbe Stunde bin ich regungslos so gestanden. Dann ging ich zum zweiten Mal ins Bad, um mich nach diesem extremen Schweißausbruch nochmals zu duschen.«

Frau Saller erzählt diese Ereignisse mit großer Anschaulichkeit und

Ergriffenheit, so als würde sie es gerade noch einmal durchleben. Nach diesem Erlebnis war alles anders. »Aber erst beim Anziehen nach dem neuerlichen Duschen bemerkte ich, dass ich keinerlei Schmerzen mehr hatte. Und dies ist bis heute so geblieben.«

Nach 45 Jahren größter Schmerzen und massivster Beeinträchtigungen ist sie bis heute »völlig gesund und fit«. Im Frühling des Jahres 2009 begann ein neuer Lebensabschnitt: Jede Tätigkeit, ob Haus- oder Gartenarbeit, schweres Heben, Stiegensteigen, Spazierengehen und auch Sport, ist ihr schmerzfrei und ohne Einschränkungen möglich. Sie steht wieder voll im Berufsleben, fährt Tausende Kilometer im Jahr mit dem Auto. Sie fühle sich »fromm und frei« – fromm, weil ihr die Heiligkeit ihres Erlebens vollkommen bewusst ist. »Ich bin unendlich glücklich und jeden Tag in tiefster Demut Gottvater dankbar für diese große Heilung. Und dafür, dass ich in diesem besagten Augenblick aufgestanden bin, und für die Gnade, dass mir dadurch ein neues Leben geschenkt wurde.«

In den zahlreichen Befunden von Frau Saller findet man folgende Diagnosen: chronisches Cervicalsyndrom bei degenerativen Veränderungen des 4.–7. Halswirbelkörpers, chronische Lumboischialgie bei degenerativen Bandscheibenveränderungen speziell vom 4. Lendenwirbelkörper bis zum ersten Kreuzbeinwirbel (L4–S1) und Wirbelbogengelenksarthrose, Bandscheibenvorfall (L5/S1), chronisch migräniformer Kopfschmerz mit Halswirbelsäulenkomponente und Fibromyalgie.

»Aus medizinischer Sicht ist eine Heilung eines derart chronischen Krankheitszustandes – die Schmerzsymptomatik verschiedenster Körperregionen nahm im Laufe der 45 Jahre massiv zu und breitete sich auf den ganzen Körper aus (Panalgesie) – auszuschließen, zumal trotz unzähliger schulmedizinischer und alternativer Therapien keine wesentliche Verbesserung erzielt werden konnte. Vielmehr kam es zu einer stetigen Zunahme der Beschwerden mit massiver Behinderung. Für mich als Arzt ist vor allem der Umstand, wie es zur vollkommenen Beschwerdefreiheit von Frau Saller kam, völlig unbegreiflich und unfassbar und auch medizinisch nicht erklärbar.«
(Dr. F. G., Arzt für Allgemeinmedizin)

Deine Gedanken gestalten dir das Leben, wie du es lebst.

Bruno Gröning

DEPRESSIONEN, EKZEME, SCHMERZEN – HEILUNG DURCH HEILSTROM

»Jeder wird sein eigener Arzt.« Diesen Satz, den schon Paracelsus postulierte, griff ein Mann in der Mitte des vorigen Jahrhunderts wieder auf: Bruno Gröning. Recherchiert man heute etwas über unerklärliche Heilungen, stößt man immer wieder auf seinen Namen: »Kennst du Bruno Gröning?« Meist folgen Schilderungen von oder über geheilte Menschen, die entgegen aller Prognosen wieder vollkommen gesund geworden sind. Das Interesse am Thema »Geistiges Heilen« wächst zunehmend und so sind auch viele fasziniert vom Leben und Wirken des deutschen »Wunderheilers«, zu dessen Vorträgen Tausende Menschen strömten.

Bruno Gröning (1906–1959) – Der »Wunderdoktor«

Verleumdung, Neid und Missgunst verfolgten den »Wunderdoktor« jedoch bis an sein Lebensende. Von der Politik wurde ein »Heilverbot« verordnet und bald wurde ihm der Prozess wegen »Verstoßes gegen das Heilpraktikergesetz« gemacht. Der Jurist Dr. Wolfgang Hausmann hat als Erster die Geschichte rund um den Prozess gegen Bruno Gröning juristisch aufgearbeitet und dokumentiert.[35]

Gröning bestand darauf, dass er nicht gegen das Heilpraktikergesetz verstoßen habe. Dabei berief er sich auf den Artikel 4 des Grundgesetzes, die Religionsfreiheit. Er erklärte dem Gericht, dass er lediglich religiöse Vorträge, meist in kleinen Räumen mit vierzig oder fünfzig Menschen gehalten, niemanden berührt und auch niemanden nach Krankheit gefragt habe. Er habe es jedem Menschen sogar verboten, in seiner Gegenwart von Krankheiten zu sprechen. Diagnosen gebe er keine und auch keine Therapie. Er sei eher wie ein »Priester auf der Kanzel«, der jedem Menschen den Glauben an Gott bzw. an das Gute anrate. Grönings Credo lautete: »Es gibt kein Unheilbar. Gott ist der größte Arzt!« Er behandelte niemanden, das wollte er gänzlich den Ärzten und Heilpraktikern überlassen.

Bruno Gröning hatte eine Reihe von Fürsprechern, etwa den evangelischen Bischof Dr. Hermann Kunst, von 1949 bis 1977 Bevollmächtigter des Rates der Evangelischen Kirche am Sitz der Bundesrepublik Deutschland.[36] Die Zeitschrift *Revue* hatte einen Medizinprofessor und zwei Journalisten eingesetzt, um das Phänomen Gröning zu klären. Aus den von den Sachverständigen Prof. Dr. G. H. Fischer, Marburg, und dem Psychologen Rolf Germer abgegebenen Gutachten über die gemeinsam mit der Universitätsklinik Heidelberg durchgeführte Prüfung ging hervor, dass Gröning »kein Scharlatan, kein Hypnotiseur, kein Wunderdoktor, sondern ein begabter nicht-ärztlicher Psychotherapeut, ein Seelenarzt ist, der eine wissenschaftlich interessante, in ihrer Art neue und Erfolg versprechende psychotherapeutische Arbeitsweise hat. Die Gerüchte von außergewöhnlichen Heilerfolgen wurden bestätigt.«[37]

Trotz aller Fürsprecher fand der Prozess statt. Von der Anklage bis zur mündlichen Hauptverhandlung vergingen über zwei Jahre.

Bruno Gröning erklärte: »Glauben Sie nicht, was ich sage, sondern überzeugen Sie sich!« Er wollte keine »Jünger« um sich haben oder angehimmelt werden. Nur die Wahrheit, die auf der eigenen Überzeugung basiert, habe Bestand. »Ich selbst habe keine Meinung, sondern nur eine Überzeugung«, gehörte zu Grönings Stehsätzen. Der »innere Arzt«, dessen Weisheit und Ordnungskraft, führe den Menschen zu seiner Gesundheit. Synonym bezeichnete Gröning die Gesundheit meist als »göttliche Ordnung«. Wenn wir in uns wieder die Ordnung schaffen, aus der wir durch unseren freien Willen herausgefallen sind, könne auch die Gesundheit zurückkehren.

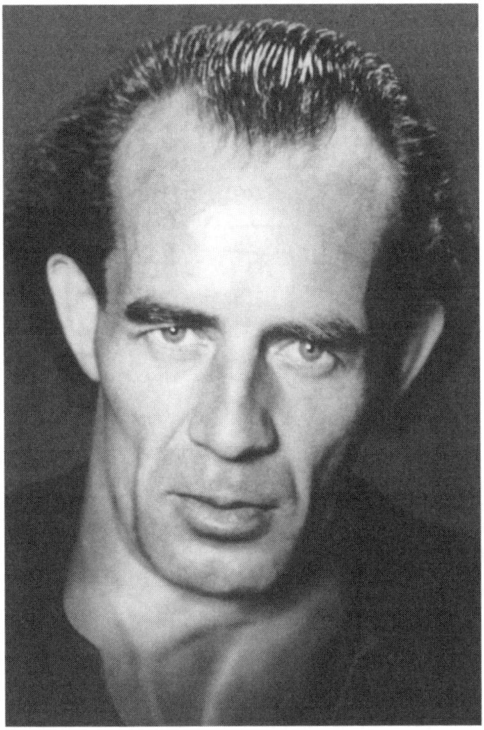

Bruno Gröning

Vom Unguten trennen

Die Kraft, die man (noch) nicht messen kann, deren Wirkung Menschen erleben und deren Auswirkungen man an den zahlreichen Heilungsberichten der damaligen und heutigen Zeit sehen kann, sei laut Gröning allgegenwärtig. Und er erklärte, dass der Mensch nicht nur über äußere Sinne verfüge, sondern auch über innere, die nur bei den meisten Menschen verkümmert seien. Und mit diesen Sinnen und mit der richtigen inneren Einstellung und Demut könne man den »Heilstrom« auch in sich aufnehmen. Voraussetzung sei aber, dass man sich von allem »Schlechten und Unguten«, und dazu gehöre auch die Krankheit, trennt. Trennen solle man sich laut Gröning auch von »Hass, Neid, Eifersucht und Missgunst«.

Die Heilung der Seele könne wiederum nur durch Selbsterkenntnis erlangt werden. Bruno Gröning riet den Menschen: »Erkenne dich selbst.« Um zur Heilung zu gelangen, bedarf es der tätigen Mithilfe des Menschen selbst, aber man könne die Heilung nur »erlangen« und nicht »verlangen«. Darum lehnte Gröning das viele Geld, das ihm von manchem reichen Mann angeboten wurde, stets ab. »Gesundheit kann man nicht kaufen«, sagte Gröning.

Er erläuterte auch, wie der Einzelne wieder zu neuen Energien kommen kann: Der Glaube an das Gute ist hierfür ebenso Voraussetzung wie der Wille zur Gesundheit. Der Mensch ist überall von Heilwellen umgeben, die er nur aufzunehmen braucht. Laut Bruno Gröning gibt es keine unheilbare Krankheit. Die Heilungen geschehen hier allein auf geistigem Wege und sind daher nicht an Grönings materiellen Körper gebunden. Durch eine entsprechende Körper- und Geisteshaltung lernt der Mensch, die göttliche Kraft aufzunehmen. Dadurch soll ein im Körper spürbarer »Heilstrom« Hilfen und Heilungen selbst von chronischen, degenerativen und schweren organischen Leiden bewirken. Um diesen Heilstrom aufzunehmen, sitzt der Hilfesuchende mit geöffneten Händen. Arme und Beine sind nicht verschränkt, um das Fließen des Heilstroms nicht zu unterbinden. Gedanken an Krankheit und Sorge wirken hinderlich, Gedanken an etwas Schönes hingegen sind hilfreich.

Der Bruno-Gröning-Freundeskreis

Der Bruno-Gröning-Freundeskreis basiert auf der Lehre von Bruno Gröning. Er wurde 1979 von Grete Häusler, die nach der ersten Begegnung mit Bruno Gröning nach eigenen Angaben von drei unheilbaren Leiden befreit wurde, gegründet.[38] Der Freundeskreis ist mit zehntausenden Mitgliedern mittlerweile auf allen Kontinenten vertreten. Erstaunlicherweise geschehen bis in die heutige Zeit nur durch Vermittlung seiner Lehre medizinisch unerklärliche Heilungen. Diese Heilungen werden von der MWF (Medizinisch-Wissenschaftliche Fachgruppe),

einer Vereinigung von Ärzten und anderen Heilberuflern, nach wissenschaftlichen Kriterien überprüft und dokumentiert. In örtlichen Gruppen, den sogenannten »Gemeinschaften« des Freundeskreises, wird Heilungsuchenden die Möglichkeit gegeben, durch die bewusste Aufnahme der geistigen Heilkraft aus sich selbst heraus gesund zu werden.
Die göttliche Heilkraft (»Heilstrom«) wird in Seele und Körper aufgenommen und entfaltet dort seine reinigende Wirkung. Dabei kann es zu Schmerzen kommen, die ein Anzeichen für die Reinigung des Körpers sind. Da die Krankheit ihrem Wesen nach nicht von Gott gewollt ist, wird sie nach und nach beseitigt. Dies kann in einzelnen Fällen auch spontan geschehen. Hierzu ist es notwendig, dass sich der Mensch nicht mehr gedanklich mit der Krankheit beschäftigt, sondern daran glaubt, dass es für Gott kein »Unheilbar« gibt.
Die Vielzahl der weltweit schriftlich erfassten Heilungen aus dem Bruno-Gröning-Freundeskreis wird nach ärztlicher Prüfung und Kommentierung archiviert. Allein im Internet finden sich eine Auswahl von mehr als 200 Heilungsberichten als Kurzfassung und verschiedene ausführliche Fassungen. Sie reichen von Heilung von schwerer Strahlenkrankheit über Osteoporose (Knochenschwund) bis zu Heilungen von *schweren Herzerkrankungen, Arthritis, Depression und Alkoholsucht.*[39]

Depressionen – das umgedrehte Leben

»Mein Leben war immer ein Kampf – im Sport und auch in der Arbeit«, sagt *Gerald Bubla*. Heute ist er geheilt von *Depressionen, Panikattacken und von Schlafstörungen*. Und noch von vielen anderen Dingen auch. Und vor allem: *Seine Wut ist weg.*

Gegen seine Aggressionen kämpfte er schon seit seiner schwierigen Kindheit an. Mit Wut im Bauch verließ er mit 18 Jahren Österreich und wanderte nach Australien aus. Er baute sich eine gut gehende Firma auf, verkehrte mit Bandenmitgliedern und arbeitete als Geldeintreiber und Rausschmeißer. »Auf diese Jobs bin ich heute nicht mehr stolz«, sagt der 55-Jährige, der »viele schlimme Dinge« in seinem Leben gemacht habe, ebenso wenig wie auf seine damals liebste Freizeitbeschäftigung: sich mit anderen Menschen prügeln. »Ich konnte Menschen weh tun und trotzdem ruhig schlafen.«

Der Wunsch, ein neues Leben anzufangen, war aber schon irgendwo da. Eines Tages gab er seine Firma ab und lebte nur mehr von Gelegenheits- und Aushilfsarbeiten. Das belastete ihn psychisch immer mehr. Zusätzlich betreute er über mehrere Monate hinweg einen depressiven, drogenabhängigen Alkoholiker. »Ich wollte ihn retten, war aber damit völlig überfordert«, erzählt Bubla. Schließlich bekam er selbst schwere Depressionen. Er sah keinen Sinn mehr in seinem Leben. Im Jahr 2000 verübte er in Australien seinen ersten Selbstmordversuch. »Ich war irgendwie froh, dass ich überlebt hatte«, sagt Bubla. »Doch die Wut war immer noch da.«

Zurück in Österreich, arbeitete er als Bademeister. Dann der nächste Schlag: Seine Lebensgefährtin starb an Krebs. Er verfiel wieder in eine tiefe Depression, die mit regelmäßigen Panikattacken einherging. In der Nacht lag er stundenlang wach und grübelte. Wenn er eingeschlafen war, quälten ihn Albträume. Nur seine Mutter stand ihm in dieser schweren Zeit noch zur Seite.

Im Jahr 2002 dann der nächste Selbstmordversuch. Dass er den überlebt hat, ist eigentlich ein Wunder. Von den Ärzten bekam er danach eine Reihe von Medikamenten verordnet und es folgten mehrere Aufenthalte in der Psychiatrie. 2004 kamen wieder starke Suizidgedanken. Seine Schlafstörungen wurden stärker und auch ein Kopfsausen machte sein Leben fast unerträglich. Dann kam noch die Angst vor Krebs dazu, denn seine Prostatawerte waren ebenfalls schlecht. Er wurde mit Antidepressiva und sogar mit Elektroschocks behandelt – allerdings erfolglos. Während eines Kuraufenthaltes konnte er an Einzel- und Gruppengesprächen teilnehmen. Auch eine Lichttherapie wurde ihm verordnet. Doch es kam zu keiner Verbesserung seiner Stimmung.

»Bis 2005 war ich laufend in ärztlicher und auch immer wieder in stationärer Behandlung«, erzählt Bubla. Neue Diagnosen kamen hinzu, unter anderem eine sehr schmerzhafte Entzündung und Verdickung der rechten Nebenhoden, ein viel zu hoher Blutdruck, extreme Verspannungen im Nacken- und Halsbereich (Cervikalsyndrom) mit

Kopfsausen (Tinnitus). »Ich erhielt Unmengen an Medikamenten«, sagt Bubla. 2006 kamen weitere Belastungen dazu, wie chronische Prostatitis. Schließlich wurde er übergewichtig und seine Leberwerte und Gelenksschmerzen gaben Anlass zur Besorgnis. Seine Aggressionen waren kaum noch zu bändigen. Er war in eine »vollkommene Aussichtslosigkeit« geraten und hatte keine Hoffnung mehr. »Ich wusste, dass viele Beschwerden Nebenwirkungen der Medikamente waren, aber irgendwann gab ich auf«, sagt Bubla. Gläubig war er nie, mit Gott stand er auf Kriegsfuß. Doch damals flehte er: »Lieber Gott, wenn es dich gibt, dann hilf mir!«

Seine Mutter erzählte ihm eines Tages vom »Bruno-Gröning-Freundeskreis«. Nach anfänglicher Skepsis ließ er sich im September 2008 in die Lehre Bruno Grönings einführen. Beim Besuch seiner ersten Gemeinschaftsstunde spürte er nichts, doch beim zweiten Mal habe er Bekanntschaft mit dem »Heilstrom« gemacht: »Es war ein Gefühl des Kribbelns zu spüren, aber ich wusste nichts damit anzufangen. In der nächsten Gemeinschaftsstunde dachte ich, das könne ja nicht schaden, und schon war wieder dieses Kribbeln da«, erzählt Bubla. *Vielleicht kann ich hier meine Wut loswerden*, dachte er insgeheim.

Bald ging er alle drei Wochen zu diesen Gemeinschaftsstunden. Anfang Oktober 2009, als er von einer Tagung des »Freundeskreises« in Amerika zurückflog, habe er im Flugzeug »wie tot geschlafen«. Was folgte, waren drei schlaflose Nächte. »Ich spürte nachher den Heilstrom plötzlich so stark, als würde ich unter einer Brause stehen. Dann war alles vorbei. Seitdem kann ich wieder sieben bis acht Stunden durchschlafen.«

Auch die Depressionen verschwanden. »Die waren auf einmal weg, obwohl ich meine Tabletten nicht genommen hatte. Ich hatte einfach darauf vergessen«, erzählt Bubla. Auch seine »unbändige Wut« war weg. Die Panikattacken verloren damals auch an Stärke und blieben plötzlich ganz aus. Diese Heilung sei ungefähr im März 2009 erfolgt, erzählt Bubla. Alle anderen Beschwerden, wie Gastritis, Entzündungen und Schmerzen, sind ebenfalls weg. Auch sein Blutdruck und seine Leberwerte haben sich »wie durch ein Wunder« normalisiert.

Heute ist er überzeugt davon, dass die »göttliche Energie« jedem

Menschen helfen könne. »Wenn einer, der so viel Böses getan hat wie ich, geheilt werden darf, dann dürfen und können das andere auch.«

»Mir geht es so gut wie noch nie zuvor. Und zum Drüberstreuen habe ich noch eine liebe Freundin gefunden, die mir zur Seite steht«, sagt Bubla. »Mein Leben ist vollkommen umgedreht, ich bin nicht nur gesund, sondern mein Leben hat einen Sinn.«

Aus einem ärztlichen Kommentar: »Aus ärztlicher Sicht ist dieser Heilverlauf ebenso ungewöhnlich wie erfreulich. Allein schon die Heilung der psychischen Problematik (Depression, Panikattacken, Schlaflosigkeit), bei der jede Menge an konventioneller Therapie mehr oder weniger erfolglos versucht wurde, grenzt an ein Wunder. Auch wenn ein Teil der körperlichen Beschwerden eventuell durch die intensive Medikamenteneinnahme verursacht gewesen sein sollte, bleibt das gänzliche Verschwinden der körperlichen Beschwerden trotzdem mehr als bemerkenswert.«
(Dr. C. D., Arzt für Allgemeinmedizin)

35 Jahre Handekzem – Zeigt her Eure Hände!

Seit dem Jahr 1968 – *Anneliese Scheks* war im 16. Lebensjahr – hatte sie ein *Ekzem auf beiden Händen*. Anfangs waren ihre Hände weiß, so als wären sie mit Staubzucker bestreut. Später waren sie stark geschwollen, begannen zu jucken und es kamen auch noch kleine rote Pusteln dazu, die juckten und schmerzten. »Ich war bei verschiedenen Hautärzten, die mir diverse Salben verschrieben haben«, schildert Frau Scheks ihren Leidensweg. Doch nichts brachte echte Hilfe. Eine Behandlung mit einer kortisonhaltigen Salbe führte zu unerträglichem Juckreiz. In weiterer Folge bekam sie durch das Kratzen bis zu zwei Millimeter tiefe Schrunden an den Händen, Eiterpusteln und schließlich offene Fleischwunden zwischen den Fingern. Sie konnte nicht einmal mehr ihre Hände abbiegen. Eine »Heilsalbe«, die sie in den Achtzigerjahren bekam, löste auf ihren Händen einen Pilz aus, der nun zum bestehenden Ekzem dazukam. Schließlich stellte der Amtsarzt eine Erwerbsunfähigkeit von 50 Prozent fest.

Das Leiden nahm kein Ende: Die offenen Stellen juckten, schmerzten und waren geschwollen. Immer neue Salben wurden ausprobiert, doch alle brannten nur mehr auf ihrer rissigen Haut. »Ich mied jeden Kontakt, vor allem mit Männern. Wegen meiner Hände getraute ich mich nicht zu heiraten und Kinder zu bekommen. Ich war sehr verzweifelt. Ich mied auch den Kontakt mit Bekannten und habe stets meine Hände versteckt, weil mich jeder darauf ansprach«, sagt die 59-Jährige. Ein Hautarzt, den sie in den Neunzigerjahren konsultierte, sagte es ihr es offen ins Gesicht: »Diese Sache ist unheilbar, damit müssen sie leben.«

Im Jahr 2003 waren ihre Symptome so schlimm, dass sie ihre berufliche Tätigkeit als Schuhverkäuferin nur mehr unter starken Schmerzen und mit Baumwollhandschuhen verrichten konnte: »Das Wasser beim Händewaschen und vom Regen brannte wie Feuer. Ich war so eingeschränkt, dass ich oft nicht mehr kochen, nicht mehr abwaschen, keine Hausarbeiten machen und natürlich auch keine Gartenarbeiten mehr erledigen konnte. Die Körperpflege war äußerst schmerzvoll. Es kam mir vor, als würde jemand mit dem Messer an meinen Händen herumschneiden. In der Nacht konnte ich deswegen nicht mehr schlafen. An den freien Tagen saß ich zumeist zu Hause, die Hände am Tisch aufrecht angelehnt und ich war total verzweifelt und habe oft vor Schmerzen geweint. Ich wusste nicht mehr, was ich machen sollte.«

Eine Bekannte erzählte ihr von einem »Bruno-Gröning-Freundeskreis«, einem Kreis für »Geistige Lebenshilfe«. Nach der »Einführung« in diese Lehre fand sich Frau Scheks am 1. März 2004 in ihrer ersten »Gemeinschaftsstunde« wieder. Von da an besuchte sie diese Stunden regelmäßig alle drei Wochen.

»Ich konnte von Anfang an meine Hautprobleme an den Händen abgeben«, sagt Scheks. »Abgeben« heißt, dass man sich geistig von der Krankheit und ihren Symptomen trennt, erklärt sie. Zweimal am Tag nahm sie sich Zeit, um sich an einem ruhigen Ort hinzusetzen und den »Heilstrom« aufzunehmen: einfach die Hände aufmachen und um

Heilung bitten. Die Schmerzen waren immer noch da: »Doch ich habe geglaubt, dass mir geholfen wird, da ich viele Menschen kennenlernte, die auch gesund geworden sind.«

Als es draußen wärmer wurde – es war im April 2004 –, ließen die Schmerzen tatsächlich nach. »Zwei Monate später ist mir erstmals aufgefallen, dass auch an den Händen eine sichtbare Besserung eingetreten war. Die Haut wurde immer glatter und verheilte zusehends. Ende Juli 2004 waren die Hände bereits glatt und schön, und zwar so, als ob ich nie etwas gehabt hätte.« Einmal griff sie unversehens in eine Wäschelauge. Das Unglaubliche: keine Schmerzen, keine Reaktion! »Da wusste ich, dass ich die Heilung erhalten hatte«, strahlt Frau Scheks. Schon Ende Juli 2004 konnte sie wieder alles machen – den ganzen Haushalt, alle Gartenarbeiten und alles, was vorher unmöglich gewesen war.

Ärztlicherseits wurde bestätigt, dass bei dieser langen Leidensgeschichte mit so einem chronischen, therapierefraktären (d. h. mit üblichen Mitteln nicht therapierbaren) Hauterkrankung mit einer Heilung nicht mehr zu rechnen war.

40 Jahre Schmerzen – Alles für die Gemeinschaft

»Hallo, mein Name ist Hofer und ich schreibe ein Buch über unerklärliche Heilungen. Ich hätte gerne einmal bei einer Gemeinschaftsstunde des Bruno-Gröning-Freundeskreises teilgenommen.« Der freundliche ältere Herr am anderen Ende der Leitung ist *Friedrich Gusenleitner*. Er leitet eine Bruno-Gröning-Gemeinschaft und hat selbst eine große Heilung bekommen, so wurde es mir gesagt. Er lädt mich zur nächsten Gemeinschaftsstunde ein.

Ich bin einverstanden, fünf Tage später treffe ich den quirligen Pensionisten in einem Vereinshaus, in dem die unterschiedlichsten Vereine ihre Zusammenkünfte abhalten. Wir setzen uns in einen der angemieteten Säle, in dem sich alle drei Wochen Menschen treffen, die der Lehre Bruno Grönings folgen.

»Hier ist ein geschützter Raum, hier sollte man sich von allem Unguten und allen belastenden Gedanken trennen. Das ist das Wichtigste«, sagt Gusenleitner nach einer Einführung in das Leben und die Lehre Grönings. »Und denken Sie dann an etwas Schönes!« Neben der inneren Einstellung sei aber auch die Körperhaltung wichtig: möglichst gerade sitzen und die Hände und die Beine nicht überkreuzen. Damit der Heilstrom ungehindert fließen kann.

Nach einer halben Stunde ist die Einführung zu Ende. Da noch eine halbe Stunde bis zum Beginn der Veranstaltung ist, bitte ich ihn, mir von seiner Heilung zu berichten: Herr Gusenleitner litt *40 Jahre lang an Rückenschmerzen*. Auslöser war ein Unfall, im Zuge dessen der Bereich der unteren Lendenwirbelsäule verletzt wurde. Die andauernden starken, ziehenden Rückenschmerzen strahlten bis in beide Beine aus. »Ich konnte nur gebückt gehen. Zum Anziehen und Binden der Schuhbänder sowie Öffnen einer Türe benötigte ich Hilfe, denn jede Bewegung schmerzte.«

Eine drei Monate andauernde elektromagnetische Behandlung sollte vorerst die Belastung auf einen erträglichen Dauerschmerz stabilisieren. In den folgenden Jahren spürte Gusenleitner beim Bücken, Aufstehen oder bei abrupten Bewegungen immer einen stechenden Schmerz. »Bald bemerkte ich, dass ich schwere Arbeiten, Tätigkeiten im Garten, Heben und Tragen von Lasten nicht mehr erledigen konnte. Ich musste daher meinen Beruf als Tischler 1970 aufgeben«, erzählt der Pensionist. Er arbeitete schließlich als Sachbearbeiter bei einer Möbelfirma, arbeitete sich zum Abteilungsleiter hoch. Aber auch in diesem Job fiel er zweimal jährlich wegen starker Schmerzen ein bis zwei Wochen aus.

Tabletten und Spritzen halfen auf die Dauer nicht und er wechselte zur Alternativmedizin. Doch alles an schmerzstillenden Salben, Massagen, Heilbädern und Kuraufenthalten brachte höchstens eine Linderung der Schmerzen, und die hielt maximal zwei bis drei Wochen an.

Ab 1987 traten zusätzlich ziehende Schmerzen in der rechten Schulter auf, die 1993 schwerwiegend wurden. »Die Schmerzen waren so ziehend und stechend, ähnlich wie bei sehr starken Zahnschmerzen«, erzählt Gusenleitner. Den rechten Arm abzuwinkeln, ging fast gar nicht mehr.

Der Arzt stellte eine massive Einsteifung der Schulter fest. Weil eine Spritzenkur keine Besserung brachte, folgte im September 1993 die Einweisung ins Spital. Durch einen orthopädischen Eingriff wurde die Schulter teilweise mobil gemacht. Nach diesem Eingriff und physiotherapeutischen Behandlungen wurde eine Besserung erzielt, aber ein leichter Dauerschmerz blieb. Eine Magnetfeld-Therapie half immer nur kurzfristig.

Im Frühjahr 2007 fand Herr Gusenleitner dann eine Postwurfsendung in seinem Briefkasten. Es ging um einen Dokumentarfilm über einen Mann namens Bruno Gröning. Kurz darauf ließ er sich in die Lehre Grönings einführen. Seitdem besuchte er in regelmäßigen Abständen Gemeinschaftsstunden des Bruno-Gröning-Freundeskreises.

Im März 2007 erfolgte die Heilung der lädierten Schulter. »Ich bemerkte auf der Heimfahrt nach der Gemeinschaftsstunde ein warmes Gefühl in meiner rechten Schulter. Eine Woche danach verschwand der Dauerschmerz ganz«, sagt er. Die Armbewegung ist seitdem wieder möglich. Radfahren, Arbeiten auf der Leiter und sämtliche handwerkliche Tätigkeiten sind keine Probleme mehr.

»Im Juli 2007 machte sich auch im Lendenwirbelsäulen-Bereich eine Besserung der Schmerzen bemerkbar«, erzählt der Pensionist. »Bei der Heimfahrt nach einer Gemeinschaftsstunde im November desselben Jahres trat im Rücken eine angenehme Wärme auf, die am nächsten Tag verschwunden war. Von diesem Zeitpunkt an sind sämtliche Belastungen und Schmerzen nicht mehr aufgetreten«, erzählt Gusenleitner. »Ich kann seither wieder alle Tischlerarbeiten ausführen, schmerzfrei im Garten Arbeiten verrichten sowie schwerere Lasten tragen. Auch ruckartiges Aufstehen und Bücken ist wieder möglich.«

Dieses Wärmegefühl im Bereich der rechten Schulter und des Rückens, war das eine Folge dieser Heilkraft, die Bruno Gröning als Heilstrom bezeichnete? »Der deutliche Beweis, dass es keine Einbildung war, ist ja durch die anschließende Heilung – die über Jahre keine schulmedizinische oder alternativmedizinische Therapie bewirken konnte – gegeben.«

In der Zwischenzeit sind die Teilnehmer der Gemeinschaftsstunde gekommen, ich schätze so etwa 20 Leute. Es wird klassische Musik gespielt, sie hat eine beruhigende Wirkung auf mich. Ich sehe mich um, alle sitzen mit geöffneten Händen auf den Oberschenkeln da und lauschen der Musik. Danach wird ein Gedicht vorgelesen mit Bezug auf Bruno Gröning. Ein Volkslied wird gesungen. Herr Gusenleitner steht auf und beginnt zu sprechen.

Er erzählt von geistigen Dingen, von der Lehre Bruno Grönings, wie sie sein und das Leben anderer Menschen zum Guten verändert hat. Es werden Heilungen vorgelesen, z. B. Heilungen von Chronischer Polyarthritis und eine Heilung von schwerer Drogensucht.

»Lösen Sie sich von allen belastenden Gedanken und denken Sie an etwas Schönes«, sagt Gusenleitner. Meine Gedanken jedoch kreisen die ganze Zeit um die Fertigstellung des Buches und um den immer näher rückenden Abgabetermin. Ein bisschen seltsam, weil ungewohnt, kommt mir das alles vor. Und von Heilstrom weit und breit keine Spur. Ich spüre nichts außer einem leichten Kribbeln an den Fingerspitzen. Die Einführung war sehr einfach, kein großes Brimborium, keine geheimen Formeln oder Mantras.

Da! Ein Hitzegefühl an meiner Wirbelsäule, von oben nach unten, und mein ganzer Rücken wird warm. Diese wohltuende Wärme, die eindeutig aus mir selber kommt, verlässt mich nicht mehr bis zum Ende der Gemeinschaftsstunde. Es stehen noch einige Leute auf und erzählen von ihren positiven Veränderungen und Erkenntnissen in ihrem Leben. Nach zwei Stunden wird wieder Musik gespielt und versucht, sich noch einmal konzentriert auf den Heilstrom »einzustellen«.

Nach der Veranstaltung bleibt noch ein wenig Zeit, mit Herrn Gusenleitner zu plaudern. Er freut sich über mein Heilstromerlebnis. Manche würden lange Zeit gar nichts spüren. Genauso würden manche ziemlich schnell eine Heilung bekommen, andere müssten da wieder länger warten. »Niemand kann das voraussagen, es gibt auch keine Garantien. Aber es gibt auch kein Unheilbar«, sagt Gusenleitner.

Am Anfang habe er geglaubt, er könne sich einfach passiv hineinsetzen und den Heilstrom wirken lassen. Aber man müsse schon etwas tun – vor allem geistig. Sich nämlich nicht mehr mit dem Negativen, und das in jeder Form, beschäftigen. »Die körperliche Heilung ist eigentlich nur der erste Schritt. Aber auch die geistige Dimension ist eine andere geworden. Ich habe gelernt, dass man die Menschen so akzeptieren muss, wie sie sind. Jeder befindet sich auf seinem Weg und auf einer anderen Stufe der Entwicklung.«

Es habe sich viel verändert in seinem Leben und auch in der Beziehung zu anderen Menschen. »Interessanterweise verändert sich das Umfeld, wenn man sich selbst ändert«, sagt Gusenleitner. Viele Leute würden ihn wahrscheinlich auch jetzt ganz anders wahrnehmen, sehen, wie er sich zum Positiven verändert hat. »Manche wollen sogar wissen, was mein Geheimnis ist«, lacht Gusenleitner. »Ich sage dann immer, dass ich das geistig mache.« Allen erzählt er nicht von Bruno Gröning, weil oftmals auch eine Abwehrhaltung kommt. Fälschlicherweise würden manche glauben, dass man dann keinen Arzt mehr braucht. »Ganz im Gegenteil, es wäre gut, wenn auch mehr Ärzte die Lehre Bruno Grönings kennen würden.« Auch sein Orthopäde hat die Veränderungen an ihm wahrgenommen – und natürlich die Heilungen. »Der ist schon erstaunt darüber, dass es mir so gut geht.«

Wie würde er die Lehre Bruno Grönings zusammenfassen? »Vor allem ist sie sehr einfach«, sagt Gusenleitner. Manchen sei sie sogar zu einfach. »Und es ist eine Lehre, die aufs Leben bezogen ist, denn es geht um die Beherrschung der Lebensregeln. Das Wichtigste: Man muss selbst etwas tun.«

Wunder geschehen nicht im Widerspruch zur Natur,
sondern im Widerspruch zu dem, was wir von der Natur wissen.
Augustinus

DIABETES 1, MS UND PARKINSON – IGNORANT UND GEHEILTER HEILER

»Alles, was ich Ihnen da erzähle – die denkwürdigen Erfahrungen meines Lebens und erst die wunderbaren Heilungen an mir –, sie kommen ausschließlich aus der Macht des Bewusstseins und des Geistes. Allerdings sollten sie mich erst spät weise machen.«

Ich prüfe noch einmal das Aufnahmegerät, ob es auch eingeschaltet ist. Keinesfalls möchte ich vom Gesagten etwas versäumen. Der stattliche Mann, der da vor mir sitzt, wurde von Diabetes 1, Multipler Sklerose und Parkinson geheilt. Eigentlich ein Ding der Unmöglichkeit.

»Sie können ruhig auch ›Ignorant‹ sagen, wenn es Ihnen gefällt. Immerhin habe ich erst über die ungeheuren Ereignisse meiner Kindheit und Jugend nachgedacht, als ich schon weit über dreißig war. Nur eine kleine Episode aus dem März 1946 ist mir schon immer nachgelaufen. In diesem kindlichen Bewusstseinsfilm hocke ich vor den Stufen unserer Haustür, presse Schnee in einen Esslöffel und klopfe den Inhalt auf den Beton, bis eine Reihe eiartiger Gebilde vor mir liegt. Das Küchenfenster öffnet sich. Meine Mutter beugt sich heraus, sagt irgendetwas und schließt das Fenster wieder …«

Helmut Heinz Stradal, 69, längst in Pension und Autor des Buches »*Heilungswunder sind für alle da – die 3 Wege zum Freisein für Wunder*« (*siehe Literaturhinweise*), ist kurz abwesend. Dann sagt er resigniert, dass ihm das Schicksal einen Lebensweg aufgebrummt hat, den er trotz aller finanziellen und gesellschaftlichen Erfolge auch heute nicht wählen würde. »Urplötzlich war da alles fahl und matt wie eine Bühne, wo nach Ausfall der mächtigen Scheinwerfer nur mehr ein besserer Luster hängt. Ich fühlte mich saumies und schlich in den sonnigen Gartenteil. Aber auch dort war es so. Einige Tage danach bemerkte man die Schielstellung meines linken Auges. Und bald, mit drei Jahren und vier Monaten, trug ich meine erste Brille. Ich bin also innerhalb von Sekunden kurzsichtig geworden – ein wahres Wunder der negativen Art!«

Das Sehvermögen verschlechterte sich laufend und die Brillen wurden immer dicker. Mit zwölf Jahren erblindete das linke Auge nach einer Netzhautabhebung trotz zweimaligen Operationserfolges. Doch sein rechtes Auge, das mit 16 schon 28 Dioptrien brauchte, um 25 Prozent zu sehen, sollte für seine »technikorientierte Lebenslust« noch genügen; und zwar bis zum nächsten »Lehrwunder«, wie er es nennt. Doch auch dieses zugleich positiv und negativ erschütternde Ereignis im 17. Lebensjahr sollte ihn noch nicht nachdenklich machen. »Die Macht unseres Geistes, die schon vor unserem Körper da war, hat mächtig angeklopft und wollte bemerkt werden. Ich habe aber nicht hingehört, obwohl ich schon alt genug gewesen wäre, um aufzuwachen.«

Wie schon ein Jahr zuvor lag er 1959 wegen einer Netzhautblutung im Spital. Ursache war jugendlicher Diabetes, wie ihm erst drei Jahre später bekannt werden sollte. Anschließend war eine Operation angesetzt, um den massiv vergrößerten Augapfel zu verkleinern. Damit könnte sich die überdehnte Netzhaut wieder zusammenziehen und die große Gefahr von Rissen und Abhebungen der Netzhaut mit Erblindungsfolge wäre vom Tisch. Dazu hätte ihm diese Operation wieder eine normale Sicht gebracht – eine aufregende Hoffnung.

Schließlich lag er auf dem Operationstisch. »Die Narkosenadel schob sich in die Armbeuge und ich dämmerte hinweg. Kurz danach weckte mich ein starker Schmerz nochmals auf. Also hatte man die Dosis erhöht, wie ich nachher erfuhr. Denn gleich war ich wieder weg.«

Gemäß Kontrolllämpchen nimmt das Diktiergerät alles auf, während ich absichtslos in vergilbten Zeitungsberichten blättere. Der »Mann mit den heilenden Händen« war begehrter Interviewpartner der Journalisten. Durch ihn geschahen Heilungen, welche die Medizin nicht erklären konnte. Eine Ausgabe des großformatigen »*Samstag*«

von 1984 stoppt mich kurz, während Stradal sichtlich in Gedanken verweilt. Sieh da, mein damals 27 Jahre jüngerer Gesprächspartner auf dem Titelblatt! Neben ihm Niki Lauda und ein berühmter Schauspieler. Dieses historische Klatsch- und Tratschblatt ist inzwischen auch schon Geschichte. Etwas abrupt komme ich auf das eigentliche Thema zurück. »Und wie weiter?«

Der abgeklärte, weißhaarige Mann, dem man sein Alter trotz seines schweren Lebens nicht ansieht, trommelt mit den Fingern auf den Tisch. »Ich glaube, Sie versetzen sich am besten selbst in meine damalige Lage. Sie kommen nach der Narkose so halb zu sich, während Sie auf Ihr Zimmer zurückgerollt werden. Ihnen fällt ein, dass Sie soeben diese bedeutende Operation hinter sich und eine bessere Zukunft vor sich haben. Und in einem glücklichen und dankbaren Gefühl dämmern Sie schon wieder hinweg, als eine der Schwestern sagt: ›Du bist nicht operiert worden, weil die Narkose für die lange Operation zu schwach war.‹«

Stradal richtet sich auf. »Na, das war ein Faustschlag in die seelische Magengrube! Dabei erleben Sie die Schmerzen wieder, die Sie auch mit 12 nach den beiden Netzhautoperationen hatten, und fragen sich, was das soll. Und sofort haben Sie die genialste Antwort, wie Ihnen scheint. Die wissen ja von einst um Ihr unruhiges Liegen, was damals Sorgen um den Operationserfolg machte. Und so wollte man mir einen heilsamen Schock verpassen, damit ich diesmal ruhig bleibe. Oh mein Gott, welche unglaubliche Verrücktheiten in bestimmten Situationen urlogisch erscheinen können!«

Der Bursche war in einer Art Heilsvorstellung für sein weiteres Leben befangen, die ihm von nichts auf der Welt genommen werden durfte. »Da hatte sich eine Bewusstseinsmacht formiert, die für alles Kommende verantwortlich zeichnet«, erklärt Stradal.

Der Weg zur Erblindung

Nachmittag und Nacht des Operationstages: Schmerzen, Übelkeit und das qualvolle Erbrechen eines leeren Magens waren ihm ein schlagender Beweis, dass man ihn doch operiert hatte. Doch ein »sukzessiver Dammbruch« in seinem Inneren bahnte sich an. »Wozu sollte ich denn ruhig liegen, wenn ich nicht operiert bin?«

Gedanke hin, Gedanke her – bald wurde der Anreiz nachzuschauen, was da wirklich geschehen ist und wie er nunmehr sehen würde, übermächtig. »Behutsam schob ich den Verband zu Seite und fühlte mich plötzlich in einem anderen Leben. Alles war so lichtstark, so plastisch und scharf! Ich sah die Körnung der weiß gemalten Zimmerdecke in vier Metern Höhe, die Webstruktur des Bettleinens vom Nachbarbett. Das hat mich umgeworfen!« Er schwamm förmlich im Glück. »Dann schob ich den Verband wieder andächtig über das Auge und gelobte mir, brav zu sein. Ich hatte genug gesehen und wollte das frisch operierte Auge schonen.« Doch die »Denkmaschine« kam immer mehr auf Touren. »Warum klebt der Verband denn nicht an den Wunden?«

Der verunsicherte Junge musste bald wieder nachschauen. Und er stellte fest, dass er noch immer »paradiesisch« sah, nur um ein Unbedeutendes weniger. »Wahrscheinlich, weil ich das frisch operierte Auge etwas überlastet hatte. Darum gelobte ich, den Verband nicht mehr anzurühren.« Es fiel ihm aber ein, dass diese vielen Schnitte im Auge am ersten Tag unausweichlich zu schmerzen hätten, wenn man das Auge bewegt. Tatsächlich war er aber schmerzfrei. Und nach drei oder vier weiteren Versuchen – Erfahrung und ein immer »klareres Denken« hatten gesiegt – sah er wieder so schlecht wie eh und je. »Die haben mich nur wegen der Injektionen verbunden, die am Beginn so einer Operation um den Augapfel herum gesetzt werden – verdammt nochmal, gottverdammt!«

Mein Gegenüber richtet sich auf. »Viel später habe ich das alles verstanden: Mein Bewusstsein hat in diesem tiefen Glauben an die Operation alles inszeniert: die vielen glaubensvertiefenden Schmerzen, durchkotzten Stunden und eine kurzlebige wunderbare Heilung. Die Macht des Verstandes aber hat den Prozess abgewürgt, bevor die einsetzende Heilung gefestigt war. Unser Verstand kann in vielen Dingen heilsam sein. Aber wunderbare Heilung wird so meistens verhindert.«

Fände man es in einem Film oder in einem Roman, würde man das als Fantasie abtun. Denn im Juni 1960 vollendete das Schicksal sein

Werk, das 1946 mit der sekundenschnellen Kurzsichtigkeit begonnen hatte – nun aber mit der vollen Erblindung. Ein Ex-Schulkamerad – verrücktesterweise Sohn eines Blindenheimverwalters – schlug ihm im Zuge einer geringfügigen Meinungsverschiedenheit einen Fußball auf das gefährdete »letzte Auge«. Netzhautabriss und -abhebung konnten trotz Operation nicht mehr verhindert werden. Ab August 1960 blieb es für immer finster. »Ich kam aber immer noch nicht auf die Idee, einmal tiefer in das Leben hineinzuhorchen«, sagt Stradal.

»Auch 1962 nicht, als ich die Spontanheilung von der jugendlichen Zuckerkrankheit bzw. Typ-1-Diabetes erfuhr.«

Zur Chronologie: 1958 lag Helmut Stradal erstmals mit einer Netzhautblutung im Spital. Eine Schwester schrieb etwas auf die Fieberkurve über seinem Kopf und sagte: »Du hast heute 168 Zucker.«

Stradal hatte keine Ahnung, was so ein Wert bedeuten sollte. 1959, im nächsten Spital wegen der schon früher geschilderten zweiten Netzhautblutung, verhielt es sich nicht anders. Die Stationsschwester trat an seinen Nachttisch und schrie ihn an, ob er denn wahnsinnig sei: »Du hast 179 Zucker und isst Schokolade und Orangen?« Die Frau hatte für ihn nicht »alle Tassen im Schrank«: »Süßes Blut, na und? Beißen die Gelsen halt mehr.«

1962 wies ihn der Hausarzt wegen hoher Zuckerwerte auf eine Stoffwechselabteilung ein – ebenfalls ohne Erklärung, dass es sich um etwas Ernstes handle. »Diese jahrelange Nichtinformation sollte sich letztlich auch als großes Glück erweisen«, sagt Stradal.

»Und jetzt denken Sie sich in Folgendes hinein! 1962, ich bekomme mein Bett in einem 32-Betten-Saal, Freitag vor Pfingsten, kein medizinischer Betrieb bis Dienstag, ein karges Mittagsmahl, das vielleicht ein Viertel des Tellers füllt. Ich frage meinen 32-jährigen Bettnachbarn, ob das ein Scherz ist, und bekomme ein vielsagend gedehntes Nein zurück. Er weiht mich ein in Krankheit, Lebensweise, Folgeerkrankungen und wie man letztlich zu ›krepieren‹ hat. Typ-1-Diabetes, woran er und ich leiden, ist unheilbar, sagt er – peng!«

Jungdiabetiker Stradal liegt da und denkt nach: Schlangenfraß und länger leben bei kleineren Komplikationen? Oder besser leben, mehr Insulin spritzen und früher »hin« sein? Das Thema und vor allem die angebliche Unheilbarkeit ziehen in seinem Kopf hin und her, ohne dass er eine Entscheidung anpeilt. Er lässt alles auf sich wirken und stellt alles unter ein großes Fragezeichen. Da aber reißt ihn die Frage des Nachbarn hoch, ob er mitgehen möchte in die Kantine. Er braucht jetzt seine Malakofftorte. Und Stradal? Er ist irritiert: »Damit haust du dir doch deine ganze Einstellung zusammen.« Der Bettnachbar wischt den Einwand weg. »Die hält sowieso nicht. Dann spritz' ich halt mehr und es geht schon wieder.«

Intuitiv weiß Stradal: Das ist der große Scheideweg. Er sitzt weiterhin da und lässt alles auf sich wirken, ohne im Geringsten eine Entscheidung anzudenken. Da sagt der andere: »Ich geh' eine rauchen, und nachher sagst mir's, ob du mitkommst.« Nun, Malakofftorte mag er ja auch. Und ein Fläschchen Heidelbeersaft wäre toll! Als der Nachbar zurückkommt und die Frage wiederholt, gleitet er vom Bett.

Ein ungekanntes Gefühl macht ihn überwach. Von den Füßen aufwärts strömt etwas, wovon er nicht sagen kann, ob es flüssig oder gasförmig ist, ob es heiß ist oder kalt. Da ist nichts, was von diesem Strom nicht ergriffen wird – auch nicht Hände und Kopf. Jedenfalls ist es ein wunderbarer Zustand. Er fühlt sich, als würde er größer und stärker werden, aber auch viel leichter. Jetzt davonzufliegen, wäre gar kein abwegiger Gedanke.

Die »Helden« der Familie kommen ihm in den Sinn. Seine Mutter, die, weil die Kinder sonst nichts zu essen gehabt hätten, zwei Herzinfarkte durchgearbeitet hatte, einen davon mit schwerer Leberentzündung. Ihr ganzes Gesicht war braun. Dann der 84-jährige Großvater mit seinem Schädelbasisbruch nach Sturz von der Leiter! Die Ärzte sagten, dass er es kaum überleben würde. Doch das tat er und war jetzt 87.

Urplötzlich wird Stradal von der Entscheidung gepackt wie von einem Windstoß: »Ich habe doch keinen Zucker! So ein Blödsinn! So was habe ich nicht! Ich doch nicht! So ein Blödsinn!«

Ich habe keinen Zucker

Als sich die Saaltür hinter beiden schließt, fühlt er sich nicht anders als ein Besucher auf dem Heimweg, keinesfalls als Spitalsinsasse. Vier

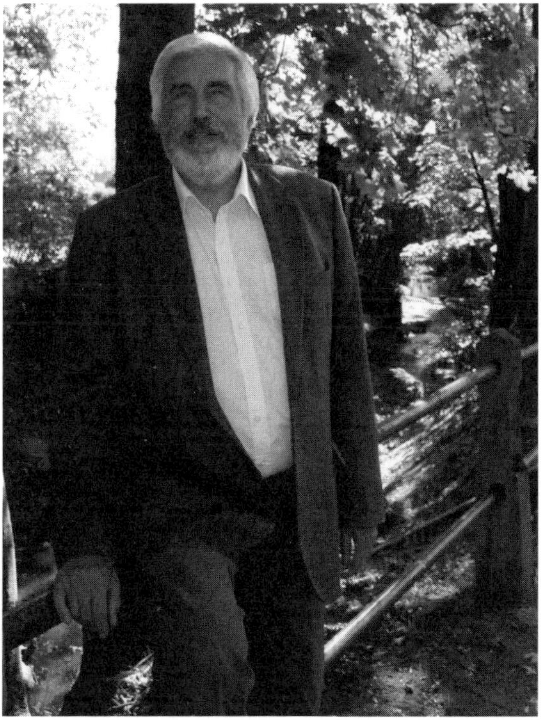

© Hofer

Helmut Heinz Stradal

Tage später die große Nagelprobe: Ein Fingerkuppenstich folgt dem anderen – kein erhöhter Zuckerspiegel! Mittwoch die scheußliche Dextrosebelastung – drei Schalen Tee, jede Schale halb voll mit Traubenzucker. Und wieder ein normaler Blutzuckerspiegel – nur etwas Zucker im Harn. Daher Wiederholung der Belastungsprobe am Donnerstag und gleiches Ergebnis wie zuvor. Freitag greift man zu einer medikamentösen Belastungsprobe. Nun aber ein zu tiefer Wert. »Man überwacht mich noch eine Woche und entlässt mich mit gleichbleibend zu niedrigen Werten«, erzählt Stradal.

»So etwas passiert schon hin und wieder«, sagt ihm der Arzt. »Aber wir sehen uns wieder. Es sind noch alle wiedergekommen.« Aber

Stradal kommt nie wieder, weil er bis in die Achtzigerjahre einen normalen bis zu niedrigen Blutzuckerspiegel aufweist. Die Heilung kann ihm keiner mehr nehmen. Und Ende der Achtzigerjahre pendeln sich die Werte auf regelmäßige 74 bis 78 mg ein. »Der Wert eines gesunden Babys«, begeistert sich sein Hausarzt heute noch anlässlich der jährlichen Gesundenuntersuchung.

Physiotherapeut – ein schicksalhafter Kompromiss

Für Blinde gibt es ja fast keine Berufe. Stradal wollte aber einen »niveauvolleren« Beruf, den er auch selbstständig ausüben konnte. Jus studieren wie manche Blinde, das hätte ihn zu viel Lebenszeit gekostet. Also zwei Jahre Schule, drei Jahre Praxis und 1969 ab in die eigene Ordination! Dort warf er sich aber auf die Chiropraktik und ließ die Physiotherapie hinter sich. Er verdiente bestens, sollte aber schon bald an der Monotonie seines Berufes leiden. Immer nur Wirbelsäule – darüber half weder das Geld noch der Umstand hinweg, dass die »Migräneleidenden, Buckel- und Kreuzlahmen« sogar einige hundert Kilometer zu ihm zurücklegten.

Sie sind ein Heiler!

1973 – die große Wende! Auf einer Abendgesellschaft setzte sich eine sympathische, »hell wirkende« Dame zu ihm. »Ich habe Sie beobachtet. Sie haben ungeheure Energien und könnten damit heilen. Wissen Sie das?« Er aber hielt sie für eine Spinnerin. Doch der Gedanke, dass es vielleicht doch so sein könnte, hatte ihn gepackt, und bald stellten sich erstaunliche Erfolge ein. »Als naturwissenschaftliches Naturell ging ich aber gleich auf Distanz zu okkulten Sichten, die man mir auf den Weg geben wollte. Verstorbene als Helfer beispielsweise – so etwas brachte mich nur in Abwehrstellung. Besitzt denn nicht jede lebende Zelle ihr elektrisches Potenzial? Und hat nicht jeder Vorgang in uns eine chemoelektrische Komponente? Unsere sogenannte Aura ist ja nichts anderes als das gesamte elektromagnetische Feld unserer elektrischen Innenwelt. Und gezielte Wechselwirkungen im Feld eines anderen führen zu Veränderungen in diesem Feld und haben Wirkung auf das Körperinnere.«

Die Macht des Geistes

Bald wollte auch die Grenze des wissenschaftlich Durchschaubaren überschritten werden. Denn der Verlauf seiner Behandlungen offenbarte ihm das »ewige Selbstheilungsprogramm aller Kreatur«, das liebend gern auf heilende Norm schaltet, wenn die Umstände stimmen. Nunmehr die gelegentliche Supermacht im Zusammenspiel von Bewusstsein und Umständen kennend, war ihm eines sonnenklar: 1959 hatte sich die übermächtige innere Wirklichkeit gebildet, operiert worden zu sein und bald wieder fantastisch zu sehen.

»Die Macht unseres Bewusstseins schaltet pausenlos hin und her – auf krank ebenso wie auf gesund, je nach Situation; Stichwort Psychosomatik. Und unter bestimmten Bedingungen werden diese Schaltvorgänge schicksalhaft – in Richtung gesund oder krank. Bei meinem dauerhaft geheilten Diabetes im Jahre 1962 besaß ich aber weder Erfahrung noch Wissen um die unheilbar genannte Zuckerkrankheit. Somit war auch nicht die geringste Glaubenskraft für medizinische Unheilbarkeitsbehauptungen vorhanden. Als mich die Erkenntnis, so etwas doch nicht zu haben, wie ein Windstoß erfasste und in eine andere innere Dimension trug, bestand also nicht die geringste Gegenpower zu meiner Gewissheit, doch ganz gesund zu sein. Dieses ›Wunder‹ durfte perfekt werden.«

Krankheit und Abstieg

Ab 1980 sollte dieses Heilungsmuster aber nicht mehr greifen. Die Medienbekanntheit Stradals hatte sogar Hilfesuchende aus Norddeutschland oder Oberitalien nach Wien geführt, was ihm grenzenlose Überarbeitung brachte. Zu wenige Schlafstunden und eine Berufstätigkeit, die bekanntermaßen viele Ausübende krank macht, und eine hinzukommende schwere psychische Belastung auf anderer Ebene brachten ihn schließlich zu Fall. Die Diagnose: Morbus Parkinson und Multiple Sklerose. Große Heilerfolge wurden immer seltener und es bedurfte immer längerer Behandlungsserien, um seine Patienten ans Ziel zu bringen.

Der gesundheitliche Abstieg schritt voran, der berufliche ebenso. Die Ordination wurde heruntergefahren. Das geschah nicht nur aus Beschränkung auf die leichten Fälle mit guten Erfolgsaussichten, sondern auch aus Rücksicht auf eigene Heilungschancen.

Ein renommierter Heiler ist zum Heilungsbedürftigen geworden und gedachte der eigenen wunderbaren Erfahrungen und seiner Diabetesheilung. Er ließ die Parkinson- und MS-Patienten, die er heilen konnte, Revue passieren und beruhigte sich damit, dass es bis zum Rollstuhl doch noch ein Stück war, wenngleich ihn schon ein Zigarettenstummel unter der Fußspitze zum Sturz bringen konnte. Also lebte Stradal viel Diät und griff zur Homöopathie, aber erfolglos. So ließ er es wieder bleiben und begnügte sich damit, die Sache so gut es ging vom Mentalen her zu steuern. Und siehe da: 1984 oder 1985 besserte sich alles ein wenig und Stillstand trat ein. Die Gefahr, jemanden beim Einrichten der Halswirbel zu verletzen, war vorbei und Stradal begann mit dem Neuaufbau einer Patientenschaft für Chiropraktik. Doch 1987 erlitt er durch Fremdverschulden einige Wirbelbrüche, und das setzte ein berufliches Ende.

Frühpension und Heilung

Etwa fünf Jahre lang glaubte Stradal daran, dass er eines Tages wieder den normalen Chiropraxisbetrieb aufnehmen könnte. Doch im November 1992, als er nicht einmal die Ordinationsmiete für das nächste Vierteljahr berappen konnte, ging er von einem Tag auf den anderen in die armselige Frühpension. Das letztmalige Hinaustreten auf die Walfischgasse gleich neben der Wiener Staatsoper – das Verlassen eines

Hauses, wo auch andere namhafte Ärzte ordinierten – beendete eine lange Epoche reichen Lernens, großer Erfolge und Bekanntheit.

Eine Frage ließ ihn aber nicht los: Wieso konnte er 1962 dem »Unheilbar« des Typ-1-Diabetes entfliehen, den Lähmungen seit 1980 aber nicht? »1962 hatte ich von Medizin nicht die geringste Ahnung, wenn man von meinen augenheilkundlichen Erfahrungen absieht. Informationen, die mich skeptisch machen konnten, gab es da nicht einmal ansatzweise. Letztlich habe ich mir den Satz, dass ich doch keinen Zucker habe, nicht zusammengedacht. Und es war auch keinerlei Willensbildung dabei. Es war wie eine Erleuchtung, die mir ins Bewusstsein geschoben wurde – wie eine CD in den Player«, sinniert er. »Da war kein Denken, sondern nur dieses Wirkenlassen der Dinge auf mich und ein Warten auf irgendwas. Die unerwartete Gewissheit, doch nicht zuckerkrank zu sein, war eine lupenreine Initialzündung. Auf dieser Gewissheit lagerte meine gesamte Bewusstseinspower. In Sachen MS und Parkinson gehörte ein riesiger Teil meiner Bewusstseinskraft dem Wissen von Krankheit und Verlauf.«

Stradal lehnt sich zurück und setzt an zum Gedankensprung. »Wissen Sie, Herr Hofer, man sollte große Heilungen immer als Gnade sehen, egal, ob es so ein unvermitteltes Heilungswunder wie bei mir ist oder ob einer den geistigen Weg zur Heilung gehen muss.« 1962 war es eben die Gnade, vollkommen ahnungslos in eine Spitalssituation zu schlittern, die ihn »schockartig öffnete« und fragen ließ, welche Zukunft wohl die seine wird.

»Und Gnade war es auch 1995, als erst nach 15 Jahren die nachhaltige Heilung von MS und Parkinson eintrat«, sagt Stradal und ich spüre seine Ergriffenheit.

Unheilbar zwei und drei werden besiegt

Ich hake nach: »Aber gibt es nicht auch konkrete Wege, zu dieser Gnade zu gelangen?« Stradal: »Ja, indem man Erkenntnis gewinnt, auf Verstandesebene ebenso wie auf Gefühlsebene. Nicht durch Anwendung von Methoden wie in Esoterik oder Okkultismus.«

Er erklärt, dass sein Lernprozess niemals geendet hat. Und dass es nicht leicht ist, all das erfolgreich weiterzugeben.

»Um die enorme Größe dieser Heilung zu erahnen, muss hier auch die Hölle erwähnt werden, durch die ich in den Neunzigerjahren ging. Denn zentrale Lähmungen wie MS und Parkinson sind für die Medizin schon unter günstigen Umständen unheilbar. Dazu belasteten schwerste finanzielle Probleme und nicht enden wollende Gerichtsprozesse die ganze Familie. Das senkt die Chancen auf 1000 unter 0, wenn Stress und Sorgen regieren«, so Stradal. Umso verwunderlicher war es, dass Stradal unter diesen schwierigen Umständen sozusagen »Heilung im Vorbeigehen« fand.

Der Heiler trifft auf den Heiler

Am 15. August 1995 – das wird er nie vergessen – erzählte ihm eine Bekannte von Bruno Gröning. Einige Sätze aus Grönings »Lehre« gefielen ihm. Tage danach fand er sich in einer »Einführungsstunde« dieser Lehre wieder. Und eine Woche später in einer regulären Gemeinschaftsstunde. Er besuchte regelmäßig alle drei Wochen diese Zusammenkünfte und spürte sehr bald eine große Erleichterung:

»Verunsichernd war dieses sang- und klanglose Verschwinden aller Symptome. Keine versagenden oder schwachen Bewegungen mehr, kein Zittern. Alles einfach weg, als hätte es niemals existiert – genauso wie 1962 der Diabetes. Und das – bitte beachten Sie das – trotz meiner mörderischen, total heilungsfeindlichen Lebenssituation!« Eine Pause tritt ein und eine deutliche Gemütsbewegung legt sich auf das Gesicht meines Gegenübers. »Es zu erzählen, bewegt mich komischerweise mehr, als mich still zu erinnern. Eine geballte Ladung von Erlösungs- und Glücksgefühl, diese große Dankbarkeit und alles, was da wieder hochkommt …«

Das selbstheilende Leben

Alle Einblicke in die selbstheilende Natur des eigentlichen Lebens und das »ewige Selbstheilungsprogramm« des Körpers waren ja schon immer da, sagt Stradal. Sein Leben zeigte ihm, wie die Menschheitsgeschichte unseren einstigen »Gesundheitsreaktor Bewusstsein« heruntergefahren hatte und wovon man ihn entrümpeln muss.

Mit Gröning und dessen Lehre stieß er aber auf noch mehr Heilungswunder im Gottesglauben. »Sie zeigen uns so schön, dass es jenseits unseres Bewusstseins noch weitergeht – Gott sei Dank. Von dort aus werden ja die größten Wunder geschaltet«, sagt der geheilte Ex-Heiler.

»Seit damals tickt bei mir alles ganz anders. So brachte meine Auseinandersetzung mit der Lehre Grönings den wichtigen Abschied von meinem freigeistig gestrickten Schöpfungs- und Gottesbild. Dann erst konnte ich zunehmend verstehen und fühlen: Das eigentliche Gottesbild der Bibel – auch wenn das Buch der Bücher von Widersprüchen und Brüchen in sich gekennzeichnet ist – harmoniert mit einer offenbaren Tatsache. Die Quelle, aus der wir kommen, will keinem etwas Böses. Glück und Wohlergehen entstehen aber nur in Übereinstimmung mit den Lebensgesetzen.«

Offenbar sieht auch Stradal das Gesprächsende. Ich hoffe noch auf ein gutes Schlusswort für meine Geschichte und nach längerem gemeinsamem Schweigen werde ich belohnt. »Man erwartet immer wieder, dass ich mein Leben oder mein Buch auf einen Punkt bringe. Aber das geht nicht. Und wären es drei Punkte – sie würden eher zu Irrtümern verleiten, als praktische Ansätze bieten. Aber ein Rat für alle, die nicht von einer unerwarteten Heilung beglückt werden, sondern einen Weg dahin haben, liegt mir am Herzen: Wir müssen offen dafür werden, dass so vieles, was sich in unseren Köpfen als wahr aufgestaut hat, der Wahrheit des selbstheilenden Lebens nicht standhält. Wir sollten offen dafür werden, Altes auf den Mist zu werfen, auch wenn wir es bisher für unsere Gescheitheit hielten. Wer ein Wunder braucht, muss dafür frei sein oder frei werden – frei im Kopf und frei im Herzen!«

Gott schenkt die Heilung, doch der Arzt schickt die Rechnung.
Mark Twain

HEILUNG DURCH DEN GEIST – EINE MEDIZIN DER ZUKUNFT?

Der Körper stirbt, wenn der Geist aufgibt. Und er gesundet, wenn auch der Geist gesundet. Die Konsequenzen der eigenen Vorstellungskraft können tödlich sein oder unser Leben erneuern. Damit hat unsere innere Bilderwelt das Potenzial zum Töten und zum Heilen – je nachdem. Das wissen wir und wusste man schon vor Jahrtausenden, auch in Bezug auf die Sprache, die wir pflegen. So spricht König Salomon im Alten Testament: »Tod und Leben stehen in der Macht der Zunge. Wer sie liebevoll gebraucht, genießt ihre Frucht.« (Sprüche 18,21)

Geistheilung, Heilung mit dem Geist, geistiges Heilen – es gibt verschiedene Begriffe für ein Phänomen, von dem sich die wenigsten im Klaren sind, worüber man überhaupt spricht. Wenn ich hier im Buch davon spreche, dann meine ich nicht irgendwelche Geistwesen, die esoterischerweise um uns herumwirbeln, oder irgendwelchen Zauber, sondern Heilen mit der Kraft unseres Geistes. Des Geistes, der in jedem von uns steckt.

Unter »Geist« wiederum lassen sich verschiedene Bezeichnungen subsumieren: unsere Gedanken, unsere Vorstellungskraft, die Ein-Bildung (indem wir uns selbst Bilder eingeben, verändern wir unsere Wirklichkeit). Aber auch ein »Heil- oder Lebensstrom« ist etwas Geistiges. Gemeinsam ist all diesen Phänomenen, dass sie unsichtbar sind – aber wirksam. Denn damit lenken wir unser Leben, bestimmen den Großteil unseres Daseins und beeinflussen zu einem erheblichen Teil auch unser Wohlbefinden und unsere Gesundheit. Es spricht nichts dagegen, außer Unwissenheit, diese in uns allen wohnende Macht auch zur Wiedererlangung verlorener Gesundheit einzusetzen.

Information kann heilen

Gary Bruno Schmid, ein Schweizer Physiker und Psychotherapeut, erforschte die psychoneuroimmunologischen Zusammenhänge der Vorstellungskraft und ihrer Auswirkung auf die Gesundheit. Schmid, der mit seinen Büchern »die Selbstheilung aus dem Kerker metaphysischer und religiöser Glaubenssätze befreien« will, ging mit wissenschaftlicher Akribie vor. Biblische Heilungsgeschichten, Heilungen durch den Placeboeffekt, Geist- und Fernheilungen oder Wunderheilungen an religiösen Pilgerstätten offenbaren für den Wissenschaftler die »jedem Menschen innewohnende Heilkraft«. Er führte den Begriff »Bewusstseinsmedizin« ein und betont die Einheit von Körper und Geist. Die Kernaussage seiner Bücher ist jene alte, hier nur modern ausgedrückte Wahrheit: Information kann heilen, aber auch töten.[40]

Paradigmenwechsel

Die westliche, sich rein wissenschaftlich verstehende Standardmedizin ist materiell orientiert und negiert so gut wie alles, was man nicht zählen und messen kann. Andererseits wird behauptet, man könne bestimmte Dinge gar nicht messen, was so auch nicht stimmt. Ungreifbare und unsichtbare Vorgänge vor dem Werden der grobstofflichen Erscheinung passen nicht in dieses Weltbild. Der »wissenschaftliche« Gültigkeitsbereich endet beim mikroskopisch Sichtbaren. Viele Menschen vermissen damit jeglichen interessevollen Blick auf die spirituellen Dimensionen des Lebens – eine Befassung mit Innenleben und Körper, die über Psychotherapien hinausgeht. Sie haben erfahren, dass Haltungen wie Dankbarkeit, Vergebung und Liebe unsere Gesundheit und unser ganzes Leben positiv beeinflussen. Und viele von ihnen beschwören die Macht der Vorstellungskraft.

Daneben sind die forcierte Apparatemedizin und die Entwicklung von angeblich immer besseren, jedoch teureren Medikamenten kaum noch finanzierbar. In einzelnen Sparten, wie etwa der Krebstherapie, sind die Kosten förmlich »explodiert«. Doch eine sprachlich geschickte PR beschwört unbeirrt deren Nutzen. Trotzdem oder auch deshalb steigt die Zahl der Kranken kontinuierlich an. Zeit für einen Paradigmenwechsel?

Entdeckung der Selbstheilungskräfte

Die östlichen Philosophien lehren uns, dass wir mit unseren Gedanken die Wirklichkeit erschaffen. Je mehr wir uns gedanklich mit Ideen oder Zuständen abgeben, desto wirksamer werden diese. Und je mehr wir uns auf unsere Ängste und Befürchtungen konzentrieren, desto stärker werden diese. Aus der negativen Fokussierung nährt sich auch die Krankheit.

Dabei steht Stress aller Art oft am Beginn einer gesundheitlichen Störung. Er entsteht durch Lebensweisen, die unserem ureigensten Wesen nicht entsprechen. Die Basis dafür liefern Ängste und Gefühle wie Schuld, Verzweiflung oder Hass. Viele Betroffene forschen diesen Zusammenhängen nach, bis sie eines Tages, manchmal mit großem Erstaunen, ihre Selbstheilungskräfte entdecken – die Möglichkeit also, sich selbst zu helfen oder gar zu heilen.

Heilung und Geist

In unseren »Kultur- und Glaubensbreiten« gibt es viele spirituelle Heiler, die auch in der Tradition von Jesus Christus stehen, aber den offiziellen Positionen der Amtskirche entgegenstehen. Immer mehr Menschen suchen Gott nicht in einer fiktiven Person in einem fiktiven Raum, sondern sie suchen und finden ihn in sich selbst und können damit ihr Leben und nicht zuletzt ihre Gesundheit selbst beeinflussen. Zu ihnen gehört etwa Pablo Andres. »In meiner spirituellen Heilungsbegleitung ist es äußerst wichtig, dass die Menschen ein klares Gefühl dafür bekommen, dass es Gott bzw. das Göttliche in ihnen selbst ist, das die Heilung geschehen lässt ... sie werden von ihrem Selbst geheilt.«[41] Für ihn ist kein abstrakter Glaube entscheidend; auch nicht der an einen Gott. Vielmehr kommt es auf das eigene Tun an. Die Verbindung mit der »universellen Kraft« scheint umso stärker zu sein, je mehr es dem Heiler gelingt, sein eigenes Ego zurückzustellen. Er wirkt nur mehr als Katalysator, der den Anstoß für Selbstheilungsprozesse gibt. Je größer die Resonanz zwischen Heiler und Heilungsbedürftigen, desto größer das »Feld des Heilungsbewusstseins«.

Der Arzt, Therapeut, Energetiker oder spirituelle Heilungsbegleiter kann sozusagen selbst zum Heilmittel werden. So sprach der Mediziner und Begründer der psychosomatischen Medizin Thure von Uexküll vom Arzt als »wichtigstes Medikament«. Das könnte er wohl sein – wenn er es nur wollte!

Placeboeffekt und »Einbildung«

Placeboeffekte zeigen uns, dass gedankliche oder emotionale Prozesse Heilung fördern oder auch behindern können. Der Effekt bietet sich täglich an, wo z. B. ein Arzt mit einem Patienten spricht. Jedes seiner Worte hat ein gewisses Gewicht und wird vom Patienten dementsprechend aufgenommen.[42] Entsteht ein Erfolg ohne sichtbaren äußeren Einfluss, werten nicht nur Schulmediziner, sondern auch »besonders aufgeklärte« Laien dieses so wünschenswerte Ergebnis ab: »Na, wieder nur ein Placeboeffekt ...« Und das trotz der vielen Studien, welche die Placebowirkung als bedeutenden medizinischen Faktor sehen. Placeboeffekte spiegeln oft genug die Macht des Bewusstseins wider, müssen aber meist als Feigenblatt für unsere menschliche Begrenztheit herhalten.

Edward C. Whitmont schildert ein eindrucksvolles Beispiel des Placeboeffekts: Ein Mann mit einem fortgeschrittenen Lymphkrebs setzte alle Hoffnung auf ein neues Medikament, das in den Medien als Wundermittel gegen Krebs beworben wurde. Und wirklich ging es mit dem Krebskranken im Endstadium (die Ärzte gaben ihm noch zwei Wochen) nach Einnahme dieses Mittels steil bergauf. Sein Enthusiasmus kannte keine Grenzen und »die Tumormassen schmolzen dahin wie Schneebälle auf dem heißen Ofen«. Innerhalb von zehn Tagen waren die Krankheitserscheinungen einfach weg! Das Erschreckende und zugleich Lehrreiche: Als einige Wochen danach die völlige Wirkungslosigkeit dieses Mittels gegen Krebs veröffentlicht wurde, starb der Mann innerhalb von zwei Tagen.[43]

Natürlich betreffen manche Placebowirkungen nur ein verbessertes Befinden des Betroffenen, was manch ärztliche Feststellung der »eingebildeten Heilung« fallweise rechtfertigt. Nur sollte man diese Erkenntnis nicht den Patienten »verabreichen«, weil es im Zusammenwirken mit anderen günstigen Umständen der Start einer massiven Besserung oder sogar Heilung sein kann.

Gelegentlich kann es sich dabei auch um eine »große« Heilung handeln, die aber auf der Bewusstseinsebene wieder zerschlagen wird, sobald man dem Patienten erklärt, dass es sich nur um ein Placebo handle. Denn der zuvor hoffnungsvolle Patient findet sich in einer »eingebildeten Heilung« wieder – und seine Welt stürzt ein. Und gerade die bitteren »Erfolge« solch einer Aufklärung scheinen die Richtigkeit der grundsätzlich abwertenden Haltung gegenüber Placeboeffekten zu rechtfertigen. Mit tragischen Folgen!

Spontanremission, Spontanheilung und Heilungswunder

Auch wenn die Medizin meist von »Spontanremission« spricht, bevorzugen manche den Begriff »Spontanheilung«. Mit »Spontanremission« will jedoch lediglich »Rückbildung« anstatt »Heilung« ausgedrückt werden. Und damit auch, dass es sich nicht um eine »Blitzheilung« handelt, sondern um langsamer verlaufende Heilungsprozesse. Bei der »Spontanheilung« geht es aber gar nicht um einen »blitzartigen« Heilungsverlauf. »Rückbildung« ist nicht an ein bestimmtes Heilungstempo gebunden.

In seinen persönlichen Betrachtungen gelangt auch Pablo Andres zu diesem Punkt: »Spontanheilung ist für mich ein vom Selbst gesteuerter Prozess, der sich über einen bestimmten Zeitraum erstrecken kann und nicht augenblicklich abgeschlossen sein muss.« Was also auf einer höheren geistigen bzw. göttlichen Ebene im Moment geschieht, wird auf der körperlichen Ebene oft erst später sichtbar. Das ist vielen bekannt, aber für manche ein Grund, nicht an die Wirkung des Geistes zu glauben, weil sie sofortige, materiell sichtbare Resultate erwarten.

Der Geist geht also immer voran. Und so sind es auch immer wieder begnadete Menschen – große Geister –, die ihrer Zeit voraus sind. Darum möchte ich mit einem Zitat schließen, das Carl Gustav Jung, dem großen Schweizer Psychiater und Begründer der analytischen Psychologie, zugesprochen wird:

> *Ich glaube, dass Heilen auf nichtmateriellem Weg, durch geistige Methoden, eine Zukunft ungeahnter Möglichkeiten hat. Und ich glaube, dass ihr Bereich allmählich über das, was wir heute, zu Recht oder zu Unrecht, als »funktionell« bezeichnen, hinauswachsen und auch alles Organische umschließen wird. Ich sehe die Morgenröte einer neuen Zeit vor mir aufleuchten, in der man gewisse chirurgische Eingriffe, z. B. an inneren Gewächsen, als bloße Flickarbeit ansehen wird, voller Entsetzen, dass es überhaupt einmal ein so beschränktes Wissen um Heilmethoden gab. Dann wird kaum noch Raum sein für althergebrachte Arzneimittel. Es liegt mir fern, die moderne Medizin und Chirurgie irgendwie herabzusetzen, ich hege im Gegenteil große Bewunderung für beide. Aber ich habe Blicke tun dürfen in die ungeheuerlichen Energien, die der Persönlichkeit selbst innewohnen, und in solche von außerhalb liegenden Quellen, die unter gewissen Bedingungen durch sie hindurchströmen, und die ich nicht anders als göttlich bezeichnen kann. Kräfte, die nicht allein funktionelle Störungen heilen können, sondern auch organische, die sich als bloße Begleiterscheinungen seelisch-geistiger Störung herausstellten.*

DANK

Ich bedanke mich bei allen, die mir beim Zustandekommen dieses Buches geholfen haben. Viele Hinweise und Tipps führten mich letztlich zu den Menschen, deren Geschichten ich hier im Buch präsentiere.

Ein Danke auch an alle jene Ärzte und Heilberufler, die mir beratend zur Seite gestanden sind und mir Einblick in medizinische Unterlagen gewährten.

Vor allem bedanke ich mich natürlich bei denjenigen, die in diesem Buch ihre Erfolgsberichte der Öffentlichkeit preisgeben. Wohl wissend, dass sie mit ihren teils unkonventionellen Wegen und Erkenntnissen auch auf Unverständnis und sogar Ablehnung stoßen können. So viel Offenheit erfordert Mut, genauso wie es Mut braucht, um solche Wege zu gehen. Der Erfolg gibt ihnen recht.

Mein Dank gilt auch jenen Personen, deren Geschichte letztlich nicht Aufnahme in dieses Buch finden konnte, einfach weil der vorhandene Platz nicht ausreichte. Mögen auch sie ihr Wissen mit anderen teilen.

Danke auch an Mag. Elisabeth Wagner vom Verlag Ueberreuter für ihre kompetente und zielsichere Unterstützung bei der Durchführung dieses Projektes.

Kontakt

Reinhard Hofer
Web: www.esgibtkeinunheilbar.at
E-Mail: geheilt@gmail.com

Joe Meixner
Web: www.joemeixner.com, http://pia-nomedicine.com
E-Mail: office@joemeixner.com

Dr. Brigitte J. Lang
E-Mail: b-j-lang@gmx.net

Lutz Bachmann
E-Mail: LBachmann@bgg-rz.de

Julia Neumeister
Web: www.julianeumeister.com
E-Mail: julia@julianeumeister.com

Franz Traunmüller
Web: www.traunmueller.info
E-Mail: traunmueller.franz@aon.at

Jürgen H. R. Thomar
Web: www.breuss-kur.de
E-Mail: kontakt@thomar.net

Sebastian Link
Web: www.koerpergefuehle.at
E-Mail: info@koerpergefuehle.at
Telefon: +43 (0)650 2240334

Edeltraud Moispointner
Telefon: +43 (0)699 11617532

Margit Satyana
Web: www.journeypraxis.com

Brandon Bays
Web: www.thejourney.com

Franz Kiesl
Web: www.kiesl.at
E-Mail: astro@kiesl.at
Telefon: +43 (0)7477/8145

Christina Kirchmann
E-Mail: christina.kirchmann@gmx.de

Isabella Pfaff
E-Mail: isabella.pfaff@yahoo.de

Thaddäus Dorsch
Web: www.thaddi.de

Hans Lauber
Adresse: Klerschweg 7, 50968 Köln
Web: www.lauber-methode.de
E-Mail: aktiv@lauber-methode.de

Jeanine Van Belle
Web: http://home.scarlet.be/~tsb87174/rheumatism-rhumatisme.htm

Kathrin Rick
Web: www.schreibenundheilen.de
E-Mail: k.rick@schreibenundheilen.de
Telefon: +49 (0) 5461959100 oder +49 (0) 6917040794

Ivonne Radtke
Web: www.ivonne-radtke.de

Qi Gong Zentrum München
Adresse: Karl-Marx-Ring 41, 81735 München
Web: www.qigong-zentrum-muc.de
E-Mail: qigong-zentrum-muc@gmx.li
Telefon: +49 (0) 89 69 34 10 02

Helmut Heinz Stradal
Web: www.spontanheilung.com oder www.lebenreich-verlag.com

Bruno Gröning-Freundeskreis
Web: www.bruno-groening.org
Kontakt Deutschland: info@bruno-groening.org, +49 (0) 9453 998626
Kontakt Österreich: austria@bruno-groening.org, +43 (0)1 804 18 70
Kontakt Schweiz: schweiz@bruno-groening.org, + 41 (0) 62 874 0244

Medizinisch-Wissenschaftliche Fachgruppe (MWF)
E-Mail: infomwf@bruno-groening.org
Telefon: +49 (0) 22 42 90 19 160

Literatur

Andres, Pablo: *Die heilende Kraft des Betens. Die höchste Form des Gebets, Karma und Heilungswunder.* Nietsch Verlag, ISBN 9783939570899.

Bauer, Joachim: *Das Gedächtnis des Körpers. Wie Beziehungen und Lebensstile unsere Gene steuern.* Eichborn Verlag, ISBN 9783821865157.

Bays, Brandon: *The Journey. Der Highway zur Seele.* Ullstein Taschenbuch, ISBN 9783548740911.

Bergasa, Ana Maria Lajusticia: *Kampf der Arthrose. Eine erfolgreiche Behandlungsmethode nach der neuesten Erkenntnis der Biochemie.* Ennsthaler Verlag, ISBN 9783850681391.

Blech, Jörg: *Gene sind kein Schicksal. Wie wir unsere Erbanlagen und unser Leben steuern können.* S. Fischer-Verlag, ISBN 9783100044181.

Böhmig, Ulf/Böhmig, Nikolaus: *Heilung aus dem Spirituellen. Kräfte der geistigen Welt.* Orac-Verlag, ISBN 9783701504572.

Breuß, Rudolf: *Krebs, Leukämie und andere scheinbare unheilbare Krankheiten mit natürlichen Mitteln heilbar.* Merk Verlag, ISBN 9783000184079.

Brosius, Ralf: *Wildkräuter – Meine Lebensretter aus der Natur.* Kösel Verlag, ISBN 9783466345717.

Bruker, Max Otto: *Rheuma. Ursache und Heilbehandlung: Arthritis, Arthrose, Ischias, Bandscheibenschäden, entzündliche und degenerative Erkrankungen des Bewegungsapparates.* Emu Verlag, ISBN 9783891890103.

Cohen, Kenneth: *Qigong, Grundlagen – Methoden – Anwendung.* O. W. Barth Verlag, ISBN 9783426291658.

Cousins, Norman: *Der Arzt in uns selbst. Wie Sie Ihre Selbstheilungskräfte aktivieren können.* Schirner Verlag, ISBN 9783897676213.

Dobos, Gustav/Kümmel, Sherko: *Gemeinsam gegen Krebs. Naturheilkunde und Onkologie. Zwei Ärzte für eine menschliche Medizin.* Verlag Zabert Sandmann Verlag, ISBN 9783898832656.

Doidge, Norman: *Neustart im Kopf. Wie sich das Gehirn selbst repariert.* Campus Verlag, ISBN 9783593385341.

Dossey, Larry: *Heilende Worte. Die Kraft der Gebete als Schlüssel zur Heilung.* Crotona Verlag, ISBN 9783861910084.

Eickelen, Knut: *Krebs wenn nicht heilbar dann besiegbar. Krebskur-Total nach Rudolf Breuß. Erfahrungsbericht eines Grading III Patienten.* Books on demand, ISBN 9783839102558.

Ehgartner, Bert: *Lob der Krankheit. Warum es gesund ist, ab und zu krank zu sein.* Bastei Lübbe, ISBN 9783785723227.

Eich, Thomas: *Das Wirken Bruno Grönings zu seinen Lebzeiten und heute.* Häusler Verlag, ISBN 9783927685437.

Eich, Thomas (Hrsg.): *Die Wahrheit hat allein Bestand. Bruno Gröning und sein Freundeskreis, Referenzen damals und heute.* Verlag Häusler, ISBN 9783933344786.

Faulstich, Joachim: Das *Geheimnis der Heilung. Wie altes Wissen die Medizin verändert.* Knaur MensSana HC, ISBN 9783426656556.

Faulstich, Joachim: *Das heilende Bewusstsein. Wunder und Hoffnung an den Grenzen der Medizin.* Knaur Taschenbuch, ISBN 9783426873304.

Fisseler, Eckhard K.: *Arthrose. Der Weg zur Selbstheilung.* Nietsch Verlag, ISBN 9783939570134.

Freeman, David H.: *Falsch! Warum uns Experten täuschen und wie wir erkennen, wann wir ihnen nicht vertrauen sollten.* Riemann Verlag, ISBN 9783570501115.
Friedl, Fritz: *Das Gesetz der Balance. Chinesisches Gesundheitswissen für ein langes Leben.* Gräfe und Unzer, ISBN 9783833816680.
Grabowski, Siegfried: *Der Heilstrom. Über den praktischen Umgang mit der Heilkraft.* Schirner Verlag, ISBN 9783897675452.
Groopman, Jerome: *Wie Ärzte ticken. Warum Mediziner so oder anders entscheiden.* Südwest Verlag, ISBN 9783517085982.
Hartl, Thomas/Hofer, Reinhard: *Geheilt! Wie Menschen den Krebs besiegten.* Ueberreuter Verlag, ISBN 9783800072866.
Hartl, Thomas: *Geheilt vom Schmerz. Erfolgsgeschichten chronisch Kranker*, Ueberreuter Verlag, ISBN 9783800074495.
Häusler, Grete: *Hier ist die Wahrheit an und um Bruno Gröning.* Verlag Häusler, ISBN 9783980130202.
Hay, Louise L.: *Wahre Kraft kommt von innen.* Ullstein Verlag, ISBN 9783548740980.
Hoffmann, Klaus-Ulrich: *Rheuma heilt man anders.* Vier Flamingos, ISBN 9783928306010.
Kamp, Matthias: *Bruno Gröning, Revolution in der Medizin – Rehabilitation eines Verkannten. Eine ärztliche Dokumentation der Heilung auf geistigem Wege.* Häusler Verlag, ISBN 9783933344694.
Kiesl, Alfred Franz: *Die Kehrseite der Medaille – Wo Wissenschaft endet und Weisheit beginnt.* Freya Verlag, ISBN 9783902134486.
Kiesl, Franz: *Steh auf, nimm dein Bett und geh: Krebs – eine Heilung.* Freya Verlag, ISBN 9783902540560.
Kornfield, Jack: *Das weise Herz. Die universellen Prinzipien buddhistischer Psychologie.* Verlag Arkana, ISBN 9783442338122.
Kuby, Clemens: Mental *Healing – Das Geheimnis der Selbstheilung.* Kösel Verlag, ISBN 9783466345359.
Lang, Brigitte J.: *Multiple Sklerose ist heilbar.* Pro Business Verlag, ISBN 9783939000525.
Loewit, Günther: *Der ohnmächtige Arzt. Hinter den Kulissen des Gesundheitssystems.* Haymon Verlag, 9783852188249.
Lauber, Hans: *Fit wie ein Diabetiker. Messen! Essen! Laufen! So besiegen Sie ihren Lifestyle-Diabetes.* Verlag Kirchheim, ISBN 9783874094702.
Lown, Bernard: *Die verlorene Kunst des Heilens. Anleitung zum Umdenken.* Suhrkamp Verlag, ISBN 9783518455746.
Lukas, Elisabeth: *Konzentration und Stille. Logotherapie bei Tinnitus und chronischen Krankheiten.* Profil Verlag, ISBN 9783890195742.
Mackarness, Richard: *Allergie gegen Nahrungsmittel. Die individuelle »Eliminierungsdiät« als Behandlungsansatz bei körperlichen und seelischen Störungen.* ISBN 9783893730377.
Martens, Klaus: *Heilung unerwünscht. Die dramatische Geschichte eines Medikaments.* Dumont Verlag, ISBN 9783832195311.
Meixner, Joe: *Musik Medizin* (mit CD *Piano Medicine*). ISBN 9783200023864.
Nakamura, Jiro/Arnoldi Marie: *Makrobiotische Ernährungslehre nach Ohsawa.* Mahajiva Verlag, ISBN 9783924845360.
Parks, Tim: *Die Kunst stillzusitzen. Ein Skeptiker auf der Suche nach Gesundheit und Heilung.* Kunstmann Verlag, ISBN 9783888976803.

Pongratz, Joachim: *Qi Gong im Alltag. Kleine Übungen mit großer Wirkung.* Knaur Taschenbuch, ISBN 9783426874349.
Rick, Kathrin: *Gefangen Geheilt in Neurodermitishaut.* Books on Demand, ISBN 9783837063547.
Rothkranz, Markus: *Heile dich selbst. Wie Menschen auf der ganzen Welt sich von Krankheiten befreien.* Nietsch Verlag, ISBN 9783939570882.
Schmid, Gary Bruno: *Selbstheilung durch Vorstellungskraft.* Springer Verlag, ISBN 9783709101575.
Schmid, Gary Bruno: *Tod durch Vorstellungskraft. Das Geheimnis psychogener Todesfälle.* Springer Verlag, ISBN 9783211898680.
Schmidt, K. O.: *Der innere Arzt. Einführung in Wesen und Praxis der geistigen Heilung.* Frick Verlag, ISBN 9783920780603.
Siegel, Bernie: *Mit der Seele heilen. Gesundheit durch inneren Dialog.* Ullstein Verlag, ISBN 9783548744674.
Staab, Jasmin: *Neurodermitis – Der Weg aus der Verzweiflung.* Verlag Staab, ISBN 9783000209802.
Standenat, Sabine: *Wie Heilung geschieht.* Knaur Taschenbuch, ISBN 9783426874929.
Stolze, Cornelia: *Vergiss Alzheimer. Die Wahrheit über eine Krankheit, die keine ist.* Kiepenheuer & Witsch, ISBN 9783462043396.
Stradal, Helmut H.: *Heilungswunder sind für alle da – Die 3 Wege zum Freisein für Wunder.* Lebenreich Verlag, ISBN 9783200018310, www.spontanheilung.com.
Thomar, Jürgen H. R.: *Die Krebskur nach Rudolf Breuß – richtig gemacht. Das offizielle Begleitbuch zur Breuß-Kur.* Merk Verlag, ISBN 9783000326349.
Thomar, Jürgen H. R.: *Heilfasten nach Rudolf Breuß. Das Handbuch der Gesundheitskur.* Silberschnur, ISBN 9783898451918.
Tipping, Colin: *Ich vergebe. Der radikale Abschied vom Opferdasein.* Kamphausen Verlag, ISBN 9783933496805.
Tischer, Hildegard: *Heilende Einbildung. Medizin zwischen Placebo-Effekt und Wunderheilung.* Verlagshaus der Ärzte, ISBN 9783902552532.
Traunmüller, Franz: *Mein unsichtbarer Begleiter. Vom Todfeind zum Todfreund.* Christiana Verlag, ISBN 9783717111450.
Van Belle, Jeanine: *Von Rheuma geheilt.* Ennsthaler Verlag, ISBN 9783850683357.
Virapen, John: *Nebenwirkung Tod. Korruption in der Pharmaindustrie. Ein Ex-Manager packt aus.* Neuer Europa Verlag, ISBN 9783866959200.
Walker, Norman W.: *Auch Sie können wieder jünger werden.* Verlag Goldmann, ISBN 9783442136933.
Walker, Norman W.: *Frische Frucht- und Gemüsesäfte. Vitalstoffreiche Drinks für Fitness und Gesundheit.* Goldmann Verlag, ISBN 9783442136940.
Weber, Martin: *Der Mensch im Gleichgewicht. Gesundheit neu gedacht mit Herz, Logik und Intuition.* Ennsthaler Verlag, ISBN 9783850688338.
Weil, Andrew. *Spontanheilung. Die Heilung kommt von innen.* Bertelsmann Verlag, ISBN 9783572009213.
Weiss, Hans: *Korrupte Medizin. Ärzte als Komplizen der Konzerne.* Kiepenheuer & Witsch, ISBN 9783462042177.
Whitmont, Edward C.: *Die Alchemie des Heilens.* Burgdorf Verlag, ISBN 9783922345961.
Zaruba, Barbara/Wierk, Sonja: *Dem Leben wiedergegeben. Erfolgreiche Selbsttherapie bei Bewegungsstörungen.* Herbig Verlag, ISBN 9783776650341.

Anmerkungen

1 Franz Traunmüller: *Mein unsichtbarer Begleiter – vom Todfeind zum Todfreund.* Siehe Literaturhinweise.
2 Brandon Bays: *The Journey – Der Highway zur Seele.* Siehe Literaturhinweise.
3 URL: *www.journeypraxis.com.*
4 Herr S. will anonym bleiben. Auf Anfrage erfuhr ich, dass er sich heute bester Gesundheit erfreut. Seine Heilung von Prostata-Krebs durch die Anwendung der Breuß-Kur ist jetzt 14 Jahre her. Die Durchführung der Kur bereitete ihm nach eigener Aussage keine Probleme. Er würde die Kur jedem empfehlen, am wichtigsten sei es, die Anweisungen zur Zubereitung der Säfte genau zu befolgen.
5 Rudolf Breuß: *Krebs, Leukämie und andere scheinbare unheilbare Krankheiten mit natürlichen Mitteln heilbar.* Siehe Literaturhinweise.
6 Dr. med Veronica Carstens: *Diagnose und Therapie von Krebs mit Mitteln der Erfahrungsheilkunde.* Schriftenreihe Natur und Medizin 4.
7 Thomas Kroiss: *Heilungschancen bei Krebs.* Wegweiser im Krankheitsfall. Herbig, ISBN 9783776624045.
8 Hartl/Hofer: *Geheilt! Wie Menschen den Krebs besiegten.* Siehe Literaturhinweise.
9 Knut Eickelen: *Krebs wenn nicht heilbar, dann besiegbar.* Siehe Literaturhinweise.
10 URL: *www.baumeln.at.*
11 Aus: Joachim Faulstich: *Das heilende Bewusstsein.* Siehe Literaturhinweise.
12 Prof. Dr. Andreas Schneeweis, Onkologe und Brustkrebsspezialist am Krebszentrum Heidelberg, in der ARD-Sendung »Die großen Volkskrankheiten – Der Krebs« vom 11. Juli 2011.
13 Vortrag im Rahmen des Kongresses Medizin in Wien am 30.01.2010 unter dem Titel: »Neue Horizonte in der Klinischen Onkologie 2009«.
14 Peter Schönhofer in: *medico report 27 – Patienten, Patente und Profite, Globale Gesundheit und geistiges Eigentum.* Medico International, ISBN 9783923363339.
15 ARD-Morgenmagazin, Sendung vom 26. Oktober 2011.
16 »Rätselhafte Heilung«, ARD-Sendung vom 15. November 2006. Vgl. auch Joachim Faulstich: *Das heilende Bewusstsein.* Siehe Literaturhinweise.
17 ARD-Diskussionssendung vom 7. November 2011: »Die Angst-Diagnose – was kann Krebs heilen?«
18 Joachim Faulstich: *Das heilende Bewusstsein.* Siehe Literaturhinweise.
19 »Die Heilkraft des Inneres Arztes«. ARTE-Sendung vom 22. November 2011.
20 Hartl/Hofer: *Geheilt! Wie Menschen den Krebs besiegten.* Siehe Literaturhinweise.
21 Joachim Bauer: *Das Gedächtnis des Körpers.* Siehe Literaturhinweise.
22 Brigitte J. Lang: *Multiple Sklerose ist heilbar.* Siehe Literaturhinweise.
23 URL: *www.pianomedicine.com.* Siehe auch Literaturhinweise.
24 Aus: »rheuma plus« 4/2006, Rheuma-Fachjournal (Springer Verlag).
25 Jeanine Van Belle: *Von Rheuma geheilt.* Siehe Literaturhinweise.
26 Christiaan Barnard: *In eigener Sache. Mit Arthritis leben.* Humboldt Verlag, ISBN 9783581667107.
27 Jeanine Van Belle: *Von Rheuma geheilt.* Siehe Literaturhinweise.
28 Die Erkrankung »Lipödem« tritt nur bei Frauen auf und ist gekennzeichnet durch Unterhautvermehrung – hauptsächlich an den Beinen. Verbunden damit sind

Ödeme (Wasseranreicherungen) mit Spannungs- und Druckschmerzen und einer Hämatomneigung (Neigung zu blauen Flecken). Die Standardtherapien bestehen aus Lymphdrainage, Kompression und Krankengymnastik. Auch operative Eingriffe sind vorgesehen, wie etwa Fettabsaugungen. Den Frauen wird das lebenslange Tragen von Kompressionsstrümpfen in Aussicht gestellt. Nicht nur aus ästhetischen Gründen, sondern auch wegen der Schmerzen ist die Verzweiflung bei den Betroffenen groß, noch dazu wo die Krankheit als »schicksalhaft« und letztlich unheilbar angesehen wird.

29 URL: www.amritkalash.de

30 Hans Lauer: *Fit wie ein Diabetiker*. Siehe Literaturhinweise.

31 Martin Weber: *Der Mensch im Gleichgewicht*. Siehe Literaturhinweise.

32 John Virapen: *Nebenwirkung Tod – Korruption in der Pharmaindustrie*. Siehe Literaturhinweise.

33 Jörg Blech: *Gene sind kein Schicksal*. Siehe Literaturhinweise.

34 Klaus-Ulrich Hoffmann: *Rheuma heilt man anders*. Siehe Literaturhinweise.

35 Wolfgang Hausmann: *Der große Prozess gegen Bruno Gröning*. Häusler Verlag, ISBN 9783867691161.

36 Thomas Eich (Hrsg.): *Die Wahrheit hat allein Bestand – Referenzen damals und heute*. Siehe Literaturhinweise. Vgl. auch den Dokumentarfilm *Das Phänomen Bruno Gröning*. URL: www.bruno-groening-film.org

37 Thomas Eich (Hrsg.): *Die Wahrheit hat allein Bestand – Referenzen damals und heute*. Siehe Literaturhinweise.

38 Grete Häusler: *Hier ist die Wahrheit an und um Bruno Gröning*. Siehe Literaturhinweise.

39 URL: www.bruno-groening.org/»Heilungen«.

40 Gary Bruno Schmid: *Selbstheilung durch Vorstellungskraft* sowie *Tod durch Vorstellungskraft*. Siehe Literaturhinweise.

41 Pablo Andres: *Die heilende Kraft des Betens*. Siehe Literaturhinweise.

42 Hildegard Tischer: *Heilende Einbildung*. Siehe Literaturhinweise.

43 Edward C. Whitmont: *Die Alchemie des Heilens*. Siehe Literaturhinweise.